진짜
당뇨
가짜
당뇨

진짜 당뇨

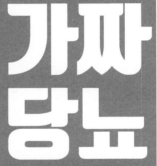

합병증 없이 스스로 혈당 조절하는 몸 만들기

가짜 당뇨

백지성 지음

시공사

당뇨, 원인을 알면
치료할 수 있습니다

몇 년 전 우리 몸속의 병독(病毒)과 이를 치료하는 과정에서 경험한 임상 사례를 바탕으로 책을 출판하기로 마음먹고 아주 긴 글을 적은 적이 있습니다. 그중 '진짜 당뇨, 가짜 당뇨'라는 소제목의 글이 있었습니다. 그러자 출판사에서 보다 주제를 좁혀 당뇨에 대해 책을 내보는 것이 어떻겠냐고 제안해왔습니다.

고민에 빠졌습니다. 당뇨, 암, 아토피 피부염을 주로 치료하는 한의원을 운영하다 보니 그 누구보다도 당뇨의 특성을 너무 잘 알기 때문입니다. 당뇨는 암과 더불어 그 특성상 치료율이 떨어질 수밖에 없는 질환입니다. 실제로 진료실에서 환자들을 만나보면 아토피 피부염은 한약으로 거의 대부분 완치에 가까운 치료가 가능하지만 당뇨, 더군다나 인슐린 의존성 당뇨 환자는 인슐린을 중단할 수 있을 정도로 완치시킬 수 있는 방법을 찾기 어렵습니다. 또한 인슐린에 의존하지는 않아도 당뇨약을 복용 중인 환자의 경우 완치를 목표로 치료를 시작해보면 참으로 오랜 시간 노력하고 인내해야 하는 경우가 대부분입니다. 상황이 이렇다 보니 치료 현장에서도 어려움이 많습니다. 특히 제가 제안하는 치료 방법과 당뇨 치료 원리에 동의하고 신뢰하면서도 정작 병의 원인이 된 삶의 방식을 바꾸기는 너무 힘들다는 환자가 많습니다. 적극적으로 치료에 매진하기에는 시간적·경제적 여유가 충분하지 않다는 분들도 많고요. 뿐만 아니라 저는 아주 심각한 중증 당뇨 환자, 즉 이미 심각한 합병증이 진행되어서 다리가 썩어가거나, 시력을 잃거나, 죽음에 이르게 된 상황에 놓인 당뇨 환자를 완치시켜본 적이 없습니다. 이런 상황에서 당뇨에 대한 책을 펴낸다는 것은 의사로서 도리가 아니라는 생각도 들었습니다. 그럼에도 불구하고 제가 당뇨에 대한 글을 적어야겠다는 마음을 굳히게 된 데에는 몇 가지 이유가 있습니다.

우선 저는 의사로서 환자를 만나면 늘 이 점을 생각합니다. 어떤 질병이 있다면 그 원인을 찾고, 그 원인이 밝혀지면 그것을 제거할 수 있는 방법을 찾고, 그 방법들 중 가장 합리적인 치료법으로 환자를 치료해야 한다는 것 말입니다. 즉 어떠한 질병을 마주하든 정확한 원인부터 찾아야 그에 맞는 정확한 치료법을 찾을 수 있다고 생각합니다. 당뇨 또한 마찬가지라고 봅니다. 당뇨가 비록 힘들고 중한 병이기는 하나 이 병 역시 정확한 발병 원인을 안다면 치료할 수 있습니다.

어쩌면 지극히 당연할 수도 있는 이 점을 새삼스레 이야기하는 이유는 안타깝게도 우리 의료계에서 이러한 기본적인 원리를 고려하지 않는 경우가 많기 때문입니다. 더욱 정확히 말한다면 질병의 원인을 찾기보다는 증상만 없애거나, 문제가 생긴 몸의 일부를 수술로 잘라내는 방법을 치료라고 부르는 경우가 너무 많습니다. 그 결과 우리 의료계는 1형 당뇨의 경우 인슐린 요법에 의존하고 있을 뿐이며 2형 당뇨의 경우도 그 원인과 치료법이 모호한 상황입니다. 또한 급·만성 당뇨 합병증을 갖고 있는 환자의 경우에는 초기 치료 단계에서 서양 의학적 치료법이나 식이요법 등이 잠시 효과를 보이기도 하지만 이 역시 근본적인 치료나 완치에는 미치지 못하고 있습니다. 또 한 가지 큰 문제가 당뇨약을 먹으니 혈당수치는 정상이 되었는데 여전히 몸은 피곤해지고, 힘든 일은 점점 더 엄두도 못 내고, 달리지도 못하고, 조금만 힘을 쓰면 어지러워지고, 심지어 저혈당 쇼크까지 경험하는 분들입니다. 이는 사회적으로도 큰 위험 요소가 되고 있습니다(이런 환자에게 혈당수치는 정상이니 당뇨에서 벗어났다고 말하는 것은 어불성설입니다). 제가 보기에 이 모두는 당뇨의 원인을 잘못 짚었거나 혹은 당뇨의 원인 자체를 모르고 혈당만 조절하기 때문에 생기는 일입니다. 아무리 그럴듯한 말로 설명하더라도 치료가 정확하지 않으면 그 설명은 공염불이 되는 것입니다.

그래서 저를 비롯한 모든 의료계 종사자들 그리고 환자들도 당뇨라는 병을 앞에 두고 한 번쯤 스스로 자문해보았으면 좋겠습니다.

과연 우리 의료계가 당뇨에 대한 정확한 원인을 찾고 또 그 해답을 제시할 수 있는가? 지금 우리가 행하는 의학적 치료법으로 환자를 당뇨로부터 벗어난 건강한 사람이 되게 할 수 있는가? 만약 그 누구도 자신 있게 여기에 "그렇다."라고 대답할 수 없다면 이제 이 병을 바라보는 관점은 당연히 바뀌어야 마땅할 것입니다.

저는 당뇨를 치료할 수 없는 병이라고 생각하지 않습니다. 당뇨에 관한 관점과 치료법이 바뀐다면 반드시 치료할 수 있는 병이라는 것이 제 신념입니다(이는 지금 현대 의학이 제대로 해결하지 못하고 있는 대부분의 만성질환 즉 고혈압, 암, 아토피 피부염 등에 대해서도 마찬가지입니다). 특히 당뇨를 바라보는 한의학적 '관점'만큼은 분명히 옳다고 생각합니다. 한의학적 접근을 통해서 초기 당뇨 환자들을 건강한 상태로 이끌면 이것이 '심각한 당뇨'로 진행되는 것을 막을 수 있습니다. 그리고 이미 상태가 심각해진 당뇨 환자에게도 한의학적 치료를 보조적으로라도 사용하면 건강을 되찾을 수 있는 실마리를 제공할 수 있으리라 생각합니다.

당뇨는 중증에 이르기 전 적절한 조치만 취하면 분명 완치가 가능합니다. 다만 그 과정이 쉽지 않기에 오랜 시간 노력해야 합니다(중국의 임상 사례를 살펴보면 보통 3~5년까지 한약을 투여한 사례가 많습니다). 저는 이 책에서 다음의 2가지 관점으로 당뇨 치료에 접근합니다. 하나는 내과적인 질병을 치료하는 한의학입니다. 이것은 중국

최고의 의서《상한론(傷寒論)》에서 사용된 '고방(古方)'으로 몸속 병독을 배출시켜 궁극적으로는 음식이 보약이 되게 하는 과정으로 이끄는 치료법입니다. 즉 병의 원인을 물과 음식이 독이 되어 몸에 축적된 것으로 보고, 그 병독이 어디에 있느냐에 따라 처방이 달라지는 한의학으로 치료하는 것입니다. 당뇨를 치료하려면 혈당이 상승한 원인을 찾아야 하는데, 그 원인 대부분은 몸에 축적된 병독이 원인입니다.

두 번째는 추나요법(推拿療法), 즉 체형을 바르게 해주어 환자가 정상적인 움직임을 할 수 있게 함으로써 에너지 소모를 줄여나가는 방법입니다. 이때 추나요법이란 한의사가 손을 이용해서 체형을 교정하는 수기(手技)요법을 말합니다. 우리 몸은 체형이 틀어지면 체성기능부전(體性技能不全) 즉 몸의 틀을 구성하는 뼈, 관절, 근막구조들과 관련된 혈관, 림프, 신경요소들의 기능이 손상되거나 변화되는 장애가 생기곤 하는데, 이를 한의사의 손을 이용한 여러 가지 수기요법으로 치료하는 것입니다.

저는 당뇨를 연구하면서 그간 간과되었던 근·골격계의 회복이 당뇨 치료 및 예방에 굉장히 중요하다는 사실을 알게 되었습니다. 실제《그린만의 수기의학의 원리》에서는 근·골격계의 문제가 신체 에너지 소비에 엄청난 영향을 미친다는 것에 대해서 "하지의 주요 관절 중 하나에 제한이 생기면 정상 보행 시 에너지 소비가 40% 정도 증가하며,* 만일 한쪽 다리에 있는 두 개의 주요관절에 제한이 생기면 에너지 소비가 300% 정도로 증가할 수 있다.** 근·골격계에 특히 정상보행을 유지하는 부위의 동작에 사소한 제한이 다발적으로 발생할 경우 전신의 기능에 해로운 영향을 줄 수 있다."*** ****는 글을 인용하고 있습니다. 즉 정형외과적 수술, 교통사고, 관절염 등으로 인해 정상적인 움직임에 장애가 생기면 같은 일을 하는 데 건강한 사람에 비해 최소 몇 배 이상의 에너지를 소비하게 됩니다. 그런 상태로 열심히 일상생활을 하다 보면 많은 에너지가 소모되기 때문에 쉽게 피로해지고, 스스로 피로를 극복하기 위해 많은 당분 공급을 필요로 하기 때문에 많이 먹게 되어 결국 당뇨에 걸릴 위험이 높아지는 것입니다. 이외에도 소화기관을 절제하는 수술을 한 경우에도 몸이 당분 공급을 재빨리 할 수 없는 상황임을 스스로 인지해 평상시 혈당을 약간 상승시켜서 생활하는 임상례도 발견할 수 있었습니다.

*Waters RL, Perry J, Conaty P, et al. The energy cost of walking with arthritis of the hip and knee. Clin Orthop Relat Res 1987;214:278-284.

**Buzzel KA. The cost of human posture and locomotion. In:Northup GW, Korr IM, Buzzel KA, et al., eds. The Physiological Basis of Osteopahtic Medicine. New York, NY: Postgraduate Institute of Osteopathic Medicine and Surgery, 1970:63-72.

***Gussoni M, Margonato V, Ventura R, et al. Energy cost of walking with hip joint impairment. Phys Ther 1990;70(5):25-301.

****Sparling TL, Schmitt D, Miller CE, et al. Energy recovery in individuals with knee osteoarthritis. Osteoarthritis Cartilage 2014;22(6):747-755.

이는 일반적으로 잘 알려진 한의학 즉 음양오행, 기, 혈, 오장육부, 보약, 체질에 관해 주로 이야기하는 한의학과는 조금 다른 관점으로, 병의 근본 원인인 병독을 다루는 한의학입니다. 다시 말해 앞서 이야기했던 바와 같이 병을 치료하기 위해서 병의 뿌리를 찾아 이를 뽑아내는 관점의 한의학을 말합니다. 저는 이런 한의학적 관점에서 시작하는 치료법이 당뇨뿐만 아니라 여러 만성 난치성 질환, 특히 암, 아토피성 피부병에도 탁월한 효과를 보이고 있음을 확인해 나가고 있습니다. 따라서 이 책을 통해 많은 분들이 한의학의 치료 원리를 보다 쉽게 이해하고, 한의학이 당뇨에 왜 꼭 필요한지 이해할 수 있기를 바랍니다. 또한 나아가 모든 병의 치료제는 자연에 있음을 알고 자연 보호에 힘쓰는 계기를 만들 수 있기를 바랍니다. 그리고 서양 의학적 치료와 전혀 다른 방식으로 환자의 진정한 건강을 되찾아주는 한의학적 치료에 대한 이해를 바탕으로 진정한 동서양 의학의 접목이 우리나라에서 정립되기를 희망하며 이 책을 씁니다.

1부

당뇨,
반드시 나을 수 있다

1장

200

150

100

왜 내 몸에
당뇨가 생겼을까?

당뇨 진단을 받았다면,
바로 이것부터 해야 한다

"당뇨입니다."

의사에게서 처음 이 병을 진단받았을 때의 느낌이 생각납니까? 진료실에서 만난 많은 환자들이 '당뇨'라는 이름만 들어도 지긋지긋 하다고 합니다. 그도 그럴 것이 대체 이 당뇨라는 것을 어떻게 해결 해야 할지 도무지 감이 잡히지 않기 때문입니다. 의사의 지시를 잘 따랐는데도 결국 몸이 점점 나빠지며 합병증이 생기는 경우가 부지 기수이고, 처음에는 그럭저럭 괜찮은 것 같다가 점차 혈당수치가 잡 히지 않으면서 관리가 잘 안 되는 경우도 많습니다. 제가 만난 환자 중 한 분은 대학병원에서 혈당 조절이 매우 잘된다며 담당 의료진들 에게서 박수까지 받았는데 정작 자신은 기운이 너무 없어서 죽을 지 경이라는 말을 하기도 했습니다(환자의 몸 상태는 파악조차 해보지 않 고 그저 혈당수치에만 연연하고 있는 우리 의료체계가 만든 웃지 못할 현실입니다). 상황이 이렇다 보니 환자 입장에서는 자신의 처지가 답답하기만 하고 소리 없이 죽음에 한걸음씩 다가가는 불안감과 초조함으로 하루하루를 보내게 됩니다. 또한 이 병은 한번 걸리면 절대 치료할 수 없고 평생 관리하면서 살아야 한다는 생각에 절망감을 느끼기도 합니다.

그런데 한번 생각해봅시다. 당뇨 진단을 받았다고 해서 절망하고 답답해하지만 말고 냉정하게 자기 자신에게 질문을 던져봅시다. '내 몸에 대체 당뇨가 왜 생겼을까?' '무엇이 이 병을 만들었을까?' 의사에게도 환자에게도 이 질문은 중요합니다. 모든 병은 그 원인을 알아야 올바른 치료법을 찾을 수 있기 때문입니다.

● 병이 생긴 원인은 내 안에 있다

당뇨 진단을 받았을 때 가장 먼저 할 일은 결국 나 스스로 이 병을 만든 것임을 인정하는 겁니다. 물론 당뇨가 오게 된 원인은 개인에 따라 다릅니다. 하지만 그것이 환자 자신의 삶에서 기인했다는 것만큼은 분명합니다. 그러니 당뇨 진단을 받았다면 단순히 그 증상을 없애려고만 하거나, 기계가 알려주는 혈당수치에 울고 웃거나, 혹은 알약을 몇 개 먹는 것으로 혈당수치가 잡히고 건강해지기를 기대할 게 아니라, 일단 자신의 삶을 되돌아볼 필요가 있습니다. 병을 치료하기 위해서는 좋은 의사를 만나 올바른 치료법을 찾는 것만큼이나 환자 스스로 자신의 병이 어디서 왔는지 살펴보고 잘못된 점이 있다면 이를 바꾸려고 노력하는 것이 중요하기 때문입니다.

당뇨와 같이 그 병의 뿌리가 깊고 오랜 세월 쌓여서 만들어진 병은 환자 스스로 자신의 라이프 스타일부터 점검해야 합니다. 당뇨의 원인은 이후에 보다 자세하게 살펴보겠지만 크게 다음의 3가지로 나눠볼 수 있습니다. 첫째, 먹고 마신 음식과 물이 독이 된 경우입니다. 둘째, 사고나 수술의 후유증 혹은 생활 습관으로 인해 체형이 틀어진 경우입니다. 셋째, 욕구를 과도하게 추구하는 경우입니다. 알코올, 도박, 마약, 약물, 흡연, 게임 등에 중독되거나, 경쟁, 목표 성취 등 건강을 해칠 정도로 과도하게 욕구를 좇느라 몸을 지나치게 혹사하는 삶이 당뇨를 야기합니다. 그러므로 병에서 벗어나 건강한 삶을 살기 위해서는 유전이나 스트레스 즉 가족이나 특정인, 혹은 환경을 탓하기 전에 이 모두가 자신이 만든 병이라고 생각하고 스스로 치료에 최선을 다하려고 노력하면 더욱 좋은 결과를 가져올 수 있습니다.

당뇨약의 실체

그다음으로 집중해야 할 일은 바로 피로에 대한 대책을 세워나가는 것입니다. 당뇨가 생기는 원인은 크게 앞서 말한 3가지로 따져볼 수 있지만 이 원인들이 당뇨로 발전되기 전 거치는 중간 단계가 있습니다. 바로 '피로'입니다. 당뇨는 그야말로 만성 소모성 질환입니다. 장시간 피로가 누적되면 우리 몸은 더 많은 당분 공급을 필요로 하게 되고, 그러면 우리 몸은 스스로 피로를 해결하기 위해 당분을 많이 먹고, 몸 구석구석에 당분을 많이 실어 나르려고 합니다. 결국 혈액에 당분을 많이 싣고 생활하게 되어서 혈당수치가 올라가는 것입니다. 따라서 당뇨 치료는 중간 원인인 피로가 누적된 근본 원인을 찾는 것부터 시작해야 합니다.

그런데 피로의 원인은 찾지 않고 단순히 피로를 못 느끼게 하는 피로회복제, 생활 관리, 운동법 등을 이용해 일시적으로 증상을 완화시키며 환자 스스로 낫기를 기다리는 치료법이 대부분입니다. 다시 말해 현대의학이 '관리의학'에서 벗어나지 못하고 있는 것이 현실입니다. 그러니 약을 중단하면 더 심각한 상태에 빠지게 됩니다. 이것이 바로 많은 사람들이 복용하고 있는 당뇨약의 실체입니다. 그러나 당뇨는 피로를 스스로 극복할 수 있는 단계를 넘어서서 생긴 질병입니다. 따라서 이를 환자 스스로 극복하기란 쉽지 않습니다. 당뇨가 생기게 된 근본 원인은 그대로 둔 상태에서 죽을 때까지 약만 복용해야 하는 과정을 치료법으로 제시하는 것에는 한계가 있는 것입니다. 그러면 이제 당뇨를 유발한 중간 원인, 피로가 생기게 된 과정에 대해 보다 자세히 살펴보겠습니다.

당뇨를 만든 원인 1: 병독

'병독(病毒)'이란 '병을 만드는 독'이라는 뜻입니다. '독(毒)'은 흔하고 쉬운 단어이지만 한의학적인 관점에서 볼 때에는 그 의미가 잘못 사용되는 경우도 매우 많습니다(마치 바둑 몇 번 둬본 초심자가 바둑에 대해 언급하는 것과 같이 너무나 많은 사람들이 독에 대해 잘못 말하며 혼동을 초래하고 있습니다). 그래서 저는 늘 이 단어를 쓸 때마다 가능한 한 그 의미를 정확하게 전달하고자 노력합니다. 일단 병독은 만병의 근본 원인입니다. 쉽게 말해 독은 몸속 노폐물입니다. 중국 최고의 명의 편작(扁鵲)은 "나는 맥(脈)에 의존하지 않고 병독의 위치에 따라 처방할 따름이다."라고 했고, 앞으로 제가 곧잘 언급하게 될 18세기 일본의 명의 요시마스 토도(吉益東洞) 또한 모든 병은 오직 하나의 독에서 만들어진다는 의미의 '만병유일독(萬病唯一毒)' 이론을 내세운 것으로 유명합니다. 이처럼 한의학에서는 이 '독'이라는 단어를 매우 오래전부터 사용해왔고, 이 단어 하나만 제대로 이해해도 한의학의 절반은 해결된 것이나 다름없을 정도입니다. 이 책에서 설명하고자 하는 당뇨의 대표적인 원인 중 하나 또한 독이기에 이를 자세히 알아볼 필요가 있습니다. 독은 크게 담음(痰飮)과 어혈(瘀血)로 나뉩니다.

물과 음식이 만든 독, 담음

'담음(痰飮)' 혹은 '담(痰)'이라는 단어는 한 번쯤 들어보았을 것입니다. 한의학에서 "병은 열 중 아홉이 담음병이다."라는 말이 있습니다. 즉 대부분의 병은 담음이 원인이 되어 생긴다는 의미인데요, 담음은 쉽게 말해 가래입니다. 담음은 담(痰)과 음(飮)으로 구분할 수 있는데, 담은 진하고 탁하며 끈적거리는 가래를 말하며 천식, 지랄병, 간질 등의 의미로 쓰이기도 합니다. 음은 묽은 가래입니다. 담보다는 맑고 끈적거리지 않는 가래를 말합니다. 콧물도 진한 콧물이 있고 맑은 콧물이 있지요? 진하고 탁한 콧물은 담이고, 맑은 콧물이 음입니다.

담은 주로 음식의 노폐물이며, 음은 주로 물의 노폐물입니다. 따라서 탁한 가래는 곡독(穀毒) 즉 먹은 곡식에서 생긴 독이고, 맑은 가래는 주로 수독(水毒) 즉 마신 물에서 생긴 독이라고 할 수 있습니다. 명의 요시마스 토도는 학대(鶴臺)선생이 자신에게 질문한 편지에서 "환자를 진찰해보면 수기(水氣 - 몸 안에 수분이 머물러 있어 생기는 수종)로 병이 되는 사람이 10 중 7, 8인데 중경(仲景 - 중국 한나라의 의사)의 처방을 보면 치수(治水 - 물의 기운을 다스림)하는 처방이 또한 10 중 7, 8이므로 수기로 병이 되는 것이 크면서도 또한 많은 것임을 알 수 있습니다."라는 문구에 답하여 이렇게 말했습니다. "무릇 환자를 관찰해보면 사람에게 병독이 되는 것이 수곡이 아닌 것이 없습니다. 사람이 살아가면서 입과 배로 들어가는 것은 오직 음식으로, 그중 수독은 온몸을 흘러 다니지만 곡독은 위와 장에 머무르기 때문에 독물(毒物)이 움직여서 증세를 드러내는 것 가운데 10 중 7, 8은 수이고, 10 중 2, 3은 곡입니다.(중략)" 결국 병의 70~80%는 수독이고 20~30%는 곡독이라는 뜻입니다.*

　요시마스 토도가 말한 곡독은 곡식, 과일, 고기, 채소를 포함하는 음식에서 생긴 병독으로 이해하면 됩니다. 저는 위에서 말한 곡독이 현대인에게는 조금 더 다양한 질환으로 나타나고 있다고 보고 있습니다. 과거와 달리 현대인들은 육류 섭취를 더 많이 하고 계절에 관계없이 다양한 음식을 먹기 때문에 곡독의 비율이 점점 더 증가하고 있는 것 아닌가 생각하고 있습니다. 또한 토도가 '곡독은 위와 장에 머무른다.'라고 한 말과 달리 콜레스테롤, 고지혈증, 지방간(脂肪肝), 동맥경화, 지방종(脂肪腫), 혈전 같은 것들 또한 곡독이 원인

*《건수록(建殊錄)》全 附錄 : p.52, 53 (교토 전자도서관 필사본: 曹晨 2005). 凡察病人水氣爲患者云云 夫人之爲病毒也 無不水穀 何則 人生入口腹者 唯飮食也 而其水毒 流行一身 穀毒止于腸胃 故毒物動顯證, 十七八者 水也 十二三者 穀也。

이 되어 만들어진 질환들이며, 이로 인해 2차적으로 생기는 질환 즉 순환장애로 발생한 만성피로, 근육통, 심혈관 질환 및 중풍 등 다양한 질환도 곡독을 그 원인이라 해야 할 것입니다. 뿐만 아니라 곡독이 '담'이 되어 호흡기, 순환기, 소화기 등 모든 장기에 축적되면 전신의 활동력이 약해지고, 몸속 여기저기에 영양 공급 장애가 발생해 영양 결핍 상태에 빠지고 활력이 떨어집니다. 따라서 이 모든 것들이 피로의 원인으로 작용합니다.

수독에 대해 살펴보면 최근 남녀노소를 막론하고 무조건 물을 많이 마셔야 건강해진다는 식의 논리 역시 위험하다는 것을 알 수 있습니다. 원래 물은 몸에 머물면 독이 되고 몸이 붓거나, 가슴이 두근거리거나, 손발이 시리거나, 추위를 타거나, 배가 차가워지는 등의 증상이 전신에 걸쳐 다양하게 나타납니다. 따라서 우리가 물을 마시면 몸은 이를 몸 안에 있으면 안 되는 것(물)이 들어오는 비상사태로 판단해 물을 몸 밖으로 배출하는 일을 더 열심히 합니다. 그런데 이 과정이 몸에 이롭게 작용하는 사람이 있는가 하면 그렇지 않은 사람도 있는 것이 문제입니다. 마신 물을 배출하는 데에는 많은 에너지가 소모됩니다. 따라서 많이 먹고 움직이지 않아 비만이 되어버린 사람에게는 당연히 물을 먹는 것이 에너지를 소모하기에 이롭습니다. 또한 물을 몸 밖으로 배출시키는 과정에서 여러 가지 불순물도 같이 배출되니 다이어트 효과도 있고, 신진대사를 촉진시켜 마치 운동한 것 같은 효과를 줄 수 있습니다. 하지만 반대로 추위를 타고 물을 마시기 싫어하는 사람에게는 오히려 물을 마시는 일이 고역이고 노동이며 피로의 원인이 됩니다. 또한 이런 사람이 물을 지나치게 많이 마시면 체온을 유지하기 위해 더 많은 에너지를 쓰느라 피로해지기 때문에 건강에 별로 도움이 되지 않습니다. 또한 비만인 사람들 중에서도 체력이 약하거나 콩팥 기능이 부실한 사람은 물을 많이 마시면 오히려 병세가 악화되기도 합니다. 그러니 모든 사람에게 일률적으로 적용되는 건강 원리는 없다는 사실을 명심해야 합니다. 널리 알려진 건강법이라고 하더라도 무조건 따라 하지 말고, 각자 자신의 상태를 점검하면서 판단해야 합니다.

대부분의 질병은 먹어서 생깁니다. 먹은 것이 잘 활용되고, 쓰고 남은 찌꺼기가 잘 배설되면 괜찮은데 그러지 못하고 몸에 축적되니 몸의 순환을 막아 결국 병이 되는 것입니다. 이는 집에 쓰레기가 자리를 차지하고 있는 것과 같습니다. 그러니 병을 치료하기 위해서는 이 몸속 쓰레기가 어디에 쌓여 있는지부터 찾아야 합니다. 당뇨 역시 마찬가지입니다. 먹고 마시는 것이 병독이 되고 그것 때문에 당뇨가 생겼다고 판단되면 그 병독의 위치에 따라 적절한 약재를 써서 병독을 몸 밖으로 배출시켜야 합니다.

이와 관련해 한 가지 덧붙이자면 미숙아가 태어났을 때에도 무조건 무언가를 먹여 영양부터 공급하려고 하는데 이는 병독의 관점에서 봤을 때 별로 적절하지 못합니다. 일본의 명의는 아이가 갓 태어나면 2~3일 동안 태독이 배출될 때까지 아무것도 먹이지 못하게 했습니다. 또한 미숙아가 태어나면 설사부터 시켰습니다. 몸 안의 독이 배출되지 않았는데 먹이기만 하면 오히려 그것이 병독이 되어 아토피 피부염이나 황달은 물론 훗날 당뇨의 원인으로도 작용할 수 있습니다. 그러니 신생아에게 태어나자마자 우유부터 먹이려고 하고 미숙아에게 링거부터 꽂아 영양분을 넣어주려 하는데 그보다는 배출하는 것에 더 신경을 써야 합니다.

● 제 기능을 하지 못하는 피. 어혈

대부분의 사람들이 어혈을 '나쁜 피'라는 정도로 이해하고 있는데, 한의학에서는 이 단어가 매우 다양한 의미로 사용됩니다. 타박상, 사고로 생긴 출혈반(出血斑 - 멍자국) 혹은 혈액의 응고도 어혈이고, 탁한 혈액도 어혈에 속합니다. 고대의 어혈에 대한 개념은 세월이 흘러가면서 좀 더 확대되어 요즘은 단순히 멍든 것도 어혈로 봅니다. 2,000년 전 《상한론》을 보면 어혈로 인해 다음의 2가지 증상이 나타난다고 했습니다. 첫째는 아랫배가 단단하고 그득 찬 것이 있는데 소변은 아주 상쾌하다고 하는 것이고, 둘째는 의사가 보기에는 배에 그득 찬 느낌이 없는데 환자 자신이 배 속이 그득 차 있다고 말하는 증상입니다. 어혈의 부위나 증상에 따라 이를 치료하는 처방도 달라집니다. 어쨌든 제 기능을 못 하는 혈액 즉 어혈이 원인이 되어서 나타나는 병이 전체의 10% 정도를 차지한다고 하니, 당뇨의 원인으로 이 역시 잘 살펴봐야 합니다.

당뇨를 만든 원인 2 : 체형 불균형

흔히 당뇨는 내과적 질병이라 생각합니다. 그래서 체형이 틀어지는 데에서 오는 근·골격계 문제가 당뇨의 원인이라고 하면 의아해하는 경우가 많습니다. 하지만 많은 임상 사례와 연구 결과를 토대로 근·골격계의 균형이 깨어지면 이것이 장기적으로 당뇨를 야기할 수 있다는 결론을 내리게 되었습니다. 병은 크게 다음의 2가지로 나누어볼 수 있습니다.

1) 안에서 밖으로 진행된 병
2) 밖에서 안으로 진행된 병

첫째, 안에서 밖으로 진행된 병은 내장기에 문제가 생겨 밖으로 그 증상이 나타나는 경우입니다. 예를 들어 《동의보감(東醫寶鑑)》에서는 요통의 종류를 10가지로 나누는데 그중 '식적요통(食積腰痛)' 이라고 해서 소화 장애로 인해 허리가 아픈 경우가 있습니다. 이런 환자는 똑바로 천장을 보고 누웠을 때 오히려 허리가 아픈 경우로, 위장이 허리를 눌러 요통이 생기기 때문에 당연히 소화 기능이 개선 되면 허리 아픈 것도 사라집니다. 그 밖에도 신장 기능이 약해서 생긴 요통, 두통 그리고 암 환자의 어깨 통증 같은 경우가 여기에 해당 됩니다.

둘째, 교통사고나 잘못된 자세, 선천적인 지체 장애나 소아마비 등 다양한 상황으로 인해 좌우 팔다리, 허리의 균형이 틀어져 내부 장기에까지 문제가 생기는 경우입니다. 다시 말해 체형이 틀어져 오 장육부의 위치가 달라지고 이것이 내부 장기에 문제를 일으키는 것 입니다. 예를 들어 소화가 안 되는 환자의 허리를 치료하면 소화가 잘 되는 경우가 있습니다. 척추가 비틀리면서 위장의 위치까지 틀어 져 소화불량이 생겼는데 이 원인이 해소되니 병도 치료되는 원리이 지요. 마찬가지로 골반이 틀어져 자궁의 위치가 제자리에서 벗어나 생리통이나 여러 가지 자궁 질환이 발생하는 경우도 밖에서 안으로 진행된 병에 해당합니다.

이처럼 근·골격계의 균형이 무너지면 골격이 만들어놓은 공간 안에서 자리를 잡고 있는 오장육부가 제 기능을 발휘할 수 없습니 다. 같은 강도의 노동을 해도 균형 잡힌 몸은 적은 에너지로 많은 활 동을 수행할 수 있지만, 균형이 무너진 몸은 움직이는 데 많은 에너지를 소모할 수밖에 없습니다. 에너지 소모는 많은데 오장육부 역시 제 기능을 발휘하지 못하니 어떤 장기는 과로하고 또 어떤 장기는 일하지 못해 신체 기능에도 이상이 생깁니다. 따라서 뒤틀린 체형은 만병의 근원이 됩니다.

보통 체형이 틀어진 사람들 중에는 젊어서 많이 먹어도 살이 찌지 않는 사람들이 많습니다. 많은 에너지를 소모해서 움직이려니 상대적으로 영양이 많이 필요하기 때문입니다. 이런 사람들은 체력이 있을 때에는 별로 아프지 않다가 체력이 떨어지는 순간부터는 몸이 계속 아프곤 합니다. 그래서 체형이 틀어진 사람들은 보통 젊은 시절에 잘 먹고 식욕이 왕성하며 보통 사람보다 체력적으로도 더 강한 모습을 보이는 경향이 있습니다. 하지만 이런 사람들은 나이가 들수록 건강에 더 유의해야 합니다. 같은 일을 할 때 정상인보다 더 많은 에너지를 소모해야 하는데 젊은 시절에는 많이 먹는 것으로 그 에너지를 보충할 수 있었지만 나이가 들면 오장육부에서 음식을 처리하는 능력이 떨어져 에너지를 충분히 얻지 못하기 때문입니다. 주변에서 젊어서는 왕성하게 활동하고 피로를 모르던 분이 나이가 들어 오히려 큰 병에 걸리는 경우를 종종 보게 되는데 이에 해당하는 경우일 수 있습니다.

따라서 이처럼 만성적으로 체형이 틀어진 상태에 있으면 그것이 당뇨의 원인이 된다는 사실을 염두에 두어야 합니다. 몸은 체형 불균형으로 생긴 몸의 피로를 극복하기 위해 각 기관에 당분을 더 많이 공급해 체형을 바르게 만들려고 하거나, 활동할 때 필요한 에너지를 보충하려고 노력합니다. 하지만 이마저도 결국 한계에 도달하면 혈당을 낮출 수 없는 상태, 즉 당뇨로 이환될 수밖에 없습니다. 실제로 당뇨 환자를 살펴보면 체형이 올바르지 못해 생활에서 큰 불편을 겪는 경우가 상당히 많습니다. 당뇨 환자 중 상당수가 무릎 관절 질환, 척추관협착증, 근육 경직으로 쥐가 나는 증상, 심한 어깨 결림, 근육 뭉침 등의 증상이 있거나 척추, 어깨, 무릎 등에 수술을 한 경우에 해당합니다. 따라서 이러한 경우에는 추나요법으로 체형을 올바르게 교정해주면 에너지 소모가 줄면서 피로도 감소해 당뇨 치료에도 도움이 됩니다.

앞서 들어가는 글에서 인용한 그린만의 말 "하지의 주요관절 중 하나에 제한이 생기면 정상 보행 시 에너지 소비가 40% 정도 증가하며, 만일 한쪽 다리에 있는 두 개의 주요관절에 제한이 생기면 에너지 소비가 300% 정도로 증가할 수 있다. 근·골격계에 특히 정상 보행을 유지하는 부위의 동작에 사소한 제한이 다발적으로 발생할 경우 전신의 기능에 해로운 영향을 줄 수 있다."를 당뇨 치료 시 꼭 염두에 두어야 합니다.

당뇨를 만든 원인 3 : 과도한 욕구

당뇨를 만드는 세 번째 원인은 바로 과도한 욕구입니다. 사실 이것은 자신의 노력 여하에 따라 충분히 해소될 수 있는 문제처럼 보이지만 경우에 따라서는 의사도 대신 해결해줄 수 없는 문제이기에 당뇨 치료를 매우 어렵게 만드는 요인으로 작용하곤 합니다. 물론 욕구에 대한 문제에 대해서는 과학적 결론을 내릴 수 없습니다. 하지만 그럼에도 불구하고 이것을 당뇨의 원인으로 지목해 설명하고자 하는 이유는 실제로 당뇨 치료 과정에서 이 문제를 잘 해결하지 못해 치료에 어려움을 겪는 환자들이 상당히 많기 때문입니다.

알코올, 도박, 게임, 마약, 약물, 흡연 등 건강에 이롭지 못한 욕구 충족에 지나치게 몰입하면 이것이 원인으로 작용해 질병이 생기는데, 이러한 과도한 욕구를 통제하지 못하면 몸이 이미 충분히 피로하고 나빠진 상태임에도 불구하고 몸에 무리를 주는 행동을 지속적으로 하게 되어 결국 몸이 황폐해집니다. 이러한 과도한 욕구는 중독이라고 부를 수도 있는데 이는 자신의 건강만 망치는 것이 아니라 가족이나 주변 사람들에게도 악영향을 미칩니다. 그러므로 이를 한 개인의 문제로 치부하기보다는 사회 전체의 문제로 받아들이고 이 문제를 해결하기 위해 적극 나서야 합니다(이미 이에 대한 사회 인식이 많이 개선되어 보건소를 비롯한 여러 곳에서 중독치료센터를 활발히 운영하고 있습니다). 아무튼 중독 상태에 빠지면 몸이 엄청난 과로를 하고 있음에도 불구하고 휴식이나 안정을 취하기가 쉽지 않습니다. 따라서 당뇨인이라면 무엇보다도 자신이 이러한 중독 상태에 빠져 있는 것은 아닌지도 살펴야 합니다.

하지만 정작 상당수의 환자들이 자신의 이런 편향적인 생활 패턴을 고치려고 하기보다는, 이런 생활을 더 많이, 오래 지속할 수 있기를 원합니다. 즉 성생활을 더 잘할 수 있도록, 술을 더 잘 마실 수 있도록, 심지어 더 많은 과로를 해도 피곤해지지 않도록 해달라는 경우도 많습니다. 하지만 이 모두가 욕심이죠. 그리고 욕심은 곧 질병의 원인입니다. 지나치게 욕구 만족에 몰두하다 보면 결국 이것이 몸속에 병독을 만들고 체형의 불균형도 일으킬 수 있습니다.

한편 지나친 욕구의 차원이 아닌, 그저 잘 먹고 잘 살기 위해 애를 쓰고 주위 사람들과 경쟁을 하고, 때로는 주변 사람에 대한 책임감으로 최선을 다했을 뿐인데, 그러한 활동만으로도 몸에 무리가 오며 당뇨가 시작된 경우도 많습니다. 이런 종류의 당뇨 환자들 역시 병을 치료하는 것보다 지금 자신이 살아오고 있는 삶을 더 잘 수행할 수 있기를 바라는 마음이 더 큰 경향이 있습니다. 이런 이유로 당뇨는 일반적인 다른 질환들과는 달리 남성 환자들이 여성 환자들보다 더 치료하기 어려운 경우가 많습니다.

병독과 체형의 불균형은 의사의 도움으로 극복할 수 있는 문제입니다. 하지만 지나친 욕구를 추구하는 삶은 환자 자신의 의지와 노력이 없으면 해결하기 힘든 문제입니다. 이 때문에 환자 스스로 치료보다는 관리가 더 적합한 환자가 되어 버리는 경우도 많습니다. 그러니 환자 스스로 자신의 당뇨 원인이 어디에 속하는지 잘 구분해 볼 필요가 있습니다.

세상 사람들은 한계를 극복하는 것에 박수를 보내곤 합니다. 운동선수, 장애인, 체력이 약한 사람이 남들은 엄두도 내지 못할 엄청난 도전을 하는 것에 찬사를 보내고 존경을 표합니다. 그러나 그런 엄청난 노력을 많이 경험하면 질병이 발생할 확률이 높습니다. 인생의 매 순간 그렇게 최선의 노력을 하는 것이 좋기만 한 것은 아닙니다. 그보다는 자신이 가진 것에서 70% 정도의 노력만 기울이는 것이 장수의 비결일 수 있습니다. 그래서 일찍이 성인들은 안분지족(安分知足)을 이야기한 것인지도 모릅니다.

결국, 피로가
당뇨를 부른다

앞서 살펴본 바와 같이 병독, 체형 불균형, 과도한 욕구 등 환자마다 당뇨가 발생하는 이유는 너무나 복잡하고 다양합니다. 그런데 이 모든 복잡다단한 원인을 종합해보면 한마디로 요약할 수 있습니다. 즉 '피로'입니다.

당뇨는 몸의 피로를 회복하려는 노력에서 비롯됩니다. 피곤해지면 열이 나고, 그로 인해 몸속 체액이 부족해집니다. 그러면 몸이 더 많은 물과 당분을 섭취하려고 하죠. 이런 상황이더라도 기혈 순환이 잘 되면 괜찮지만, 몸속에 병독이 많아 기와 혈의 순환이 원활하지 못하면 우리 몸은 혈압을 상승시키든지 혈당을 높이든지 해서 온몸 구석구석에 더 많은 혈액을 보내 당분을 공급하려고 노력합니다(나이가 들어 고혈압이 많아지는 것도 우리 몸이 노화를 일종의 피로 증가 상황으로 파악하기 때문입니다).

따라서 당뇨를 치료하려면 피로를 해소하는 것을 우선으로 해야 합니다. 단순히 혈당수치를 낮추는 노력만으로는 근본적인 해결이 되지 않습니다. 실제 상당수의 당뇨 환자들이 당뇨약을 먹고 혈당수치는 정상인데 피로와 무기력감, 저혈당 쇼크 등의 피로 상태를 호소하곤 합니다.

그런데 당뇨 환자 중에는 무조건 피로만 해소하려고 해서는 안 되는 사람도 있습니다. 먼저 혈당수치부터 낮춰야 하는 경우로, 급·만성 당뇨 합병증이 발생할 만큼 혈당수치가 높이 치솟는 환자를 말합니다. 이미 케톤산혈증 같은 생명이 위험해질 수 있는 상황에까지 도달한 환자들 그리고 인슐린 의존형 당뇨 환자들의 경우가 여기에 해당합니다. 이런 환자들은 혈당을 낮추는 치료와 몸 상태를 개선하는 치료를 동시에 진행하거나, 무조건 혈당 수치부터 낮추는 것을 최우선으로 고려해야 합니다. 이미 당뇨가 상당히 진행되어 위중한 단계에 이르렀기 때문입니다. 물론 이런 환자들 역시 궁극적으로는 피로의 원인을 제거해주는 치료법으로 귀결되어야 합니다. 이런 중증 환자들 또한 기존의 병원에서 하던 치료와 한약 치료를 병행하면 피로가 줄거나 불안정한 혈당수치, 저혈당 쇼크, 손발 저림, 눈의 피로, 혈액순환 장애 같은 합병증 증상이 확연히 줄어드는 것을 자주 볼 수 있습니다.

당뇨가 있으면 주로 다음의 3가지 증상을 가장 많이 호소합니다. 1)갈증과 허기짐을 동반하는 다음(多飮)증상, 2)많이 먹는 다식(多

食)증상, 3)소변을 많이 보는 다뇨(多尿)증상이 그것입니다. 그래서 《동의보감》을 포함한 대부분의 한의학 서적에서는 당뇨를 대부분 폐(肺 - 호흡기), 비(脾 - 소화기), 신(腎 - 비뇨생식기) 이 세 장기의 문제로 구분해 치료합니다. 또한 대부분 음혈(陰血 - 몸속의 영양분 또는 진액과 혈액)을 보충하고, 열을 식혀주는 처방을 합니다. 또한 특효약처럼 당뇨를 치료하는 데 몇 가지 약재를 언급한 서적들도 많습니다. 황기, 창출, 산약, 현삼 등의 약재가 당뇨에 탁월한 효능을 발휘한다고 설명하기도 합니다. 하지만 당뇨의 근본 원인인 '피로'가 생기는 데에는 상당히 다양한 원인이 있으므로 모든 사람에게 공통적으로 적용되는 당뇨약은 없다고 보는 편이 맞습니다. 다시 말해 자신의 상황에 꼭 맞는 맞춤 처방이 아니라면 아무리 좋다는 약재를 써도 당뇨에서 벗어나기 힘듭니다. 그러니 누차 강조합니다만, 당뇨 진단을 받았다면 자신이 어떤 문제에 의해 당뇨가 발생한 것인지부터 꼭 확인해보기 바랍니다.

2장

200 ─

150 ─

100 ─

혈당수치에 의존한
치료법의 오류

혈당수치가 높아서 당뇨가 생긴 것이 아니다

당뇨는 서양 의학의 관점에서만 보면 실체를 알 수 없는 참 모호한 병입니다. 그도 그럴 것이 환자마다 전신에 걸쳐 나타나는 증상이 정말 다양합니다. 그런데 그렇게 다양한 증상을 호소하는 사람들에게서 나타나는 공통점이 하나 있습니다. 바로 혈당수치가 상승한다는 점입니다. 혈당이 상승하는 원인 중 하나는 췌장에서 분비되는 인슐린과 혈당수치의 연관관계에 있습니다. 바로 여기에 문제가 있습니다. 당뇨 환자들에게서 혈당이 상승했다면 왜 혈당수치가 올라갔는지 그 원인을 따져보아야 하는데, 그 과정이 영 만만치 않으니 그저 혈당을 낮추는 쪽으로 모든 치료의 방향을 맞춰버린 것입니다.

그러자 이제 당뇨 합병증에 대한 문제가 대두되기 시작했습니다. 의료계는 혈당을 잘 관리하면 합병증이 적어질 것으로 예상했지만 혈당을 잘 관리하기 위해 당뇨약을 장기 복용한 사람들에게서 오히려 합병증이 더 만연해지는 현상이 나타나는 겁니다. 합병증은 순환기계, 신경계, 눈, 소화기계의 문제와 더불어 무기력증, 저혈당 쇼크, 신장 질환, 치주 질환, 중풍에 이르기까지 전신에 걸쳐 다양한 형태로 나타납니다. 아마 당뇨약을 오래 복용한 환자들 중 몇몇 분들은 최근 병원에서 합병증 검사를 더욱 자주 하는 것을 눈치 챘을지도 모르겠습니다. 오랫동안 당뇨약을 복용하며 혈당 관리를 성실히 했는데 왜 합병증 검사를 더 자주 받아야 하는 걸까요?

이 모든 문제의 근본에는 당뇨의 원인이 혈당수치의 상승 때문이 아니라는 데 있습니다. 어떤 다른 원인에 의해서 몸이 피로해졌고, 몸이 혈당을 상승시켜 이 피로를 치료하려 했기 때문에 이후 여러 가지 문제가 생긴 것입니다.

이해를 돕기 위해 예를 들어 설명하겠습니다. 한 가족이 있습니다. 가족 구성원 중 엄마가 몹시 화를 내고 있습니다. 서양 의학적 관점으로 접근하자면 화를 내고 있는 엄마를 치료 대상으로 삼을 것입니다. 물을 한 잔 마시게 하거나 바람을 쐬게 하는 방법으로 엄마의 화를 가라앉히기 위해 최선을 다하겠지요. 물론 이러한 방식의 치료로 좋은 결과를 얻을 수도 있습니다. 시간이 흐르면서 엄마의 기분이 좋아지는 경우도 있으니까요. 이렇게 서양 의학은 일단 증상부터 없애고 조금 기다리면서 자연적으로 치료되기를 기다리는 방법을 취합니다. 하지만 시간이 흘러도 엄마의 기분이 좋아지지 않을 확률이 더 높습니다. 혹은 일시적으로는 좀 좋아지는 것처럼 보이다가 시간이 흐르면서 엄마의 기분이 더 나빠지는 경우도 많습니다. 엄마가 화를 내게 된 원인은 그대로 남아 있는데, 약을 써서 억지로 화만 내지 못하게 하니 더 큰 화가 치밀어 오를 수밖에 없는 것입니다. 결국 증상에 대한 치료만 하다가 상황이 더 악화됩니다.

같은 경우, 한의학적으로는 좀 다르게 접근합니다. 단순히 화를 내고 있는 엄마만 치료하려고 하는 것이 아니라 엄마를 화나게 한 원인이 어디 있는지 찾습니다. 따라서 엄마뿐만 아니라 다른 가족 구성원도 함께 살핍니다. 아빠가 돈을 벌어오지 않는지, 아들이나 딸이 엄마의 속을 상하게 하는지, 할아버지나 할머니와 엄마 사이에 문제가 없는지 등등 엄마가 화가 난 근본 원인을 찾을 것입니다. 만약 가족 구성원뿐만이 아닌 이웃이나 친구와도 연결되어 있는 문제라면 그 원인을 찾기가 더욱더 힘들 것입니다. 하지만 어찌 되었건 문제를 해결할 수 있는 올바른 해법은 엄마가 화가 난 원인을 찾는 데 있습니다. 엄마가 화가 난 이유가 아빠 때문이라면 아빠와 관련된 문제를 해결해야 자연스럽게 엄마의 화도 가라앉고 이외 가족 구성원들도 자기 자리를 잘 지키게 됩니다. 그 결과 온 가족이 건강해집니다. 이런 방식으로 모두를 건강하게 만들어야 병이 재발하지 않습니다. 제가 이 책에서 말씀드리는 당뇨 치료의 원리가 이와 같습니다.

그래서 저는 당뇨가 아주 위중한 상태에 이르지 않았다면 혈당수치에 너무 연연하지 말라고 말씀드리곤 합니다. 단순히 혈당만 낮추려는 맹목적인 치료에 기대지 말라는 것입니다. 또한 자신의 몸에 당뇨가 생기게 된 원인이 남과 같지 않은데 일률적으로 남에게 좋았던 어떤 음식, 어떤 물질, 어떤 치료가 당뇨에 좋다는 논리를 적용하는 황당하고 우매한 말에 현혹되어서는 안 된다고 말하고 싶습니다. 그보다는 자신의 몸이 왜, 무엇 때문에 혈당수치가 상승해야만 할 정도로 나빠졌는지 그 근본 원인을 정확하게 알고 치료해야 합니다.

환자의 혈당수치보다 먼저 물어야 할 것들

앞에서도 말했지만 혈당이 상승하는 원인은 몸이 스스로 피로를 회복하려는 노력 때문입니다. 뭔가 일을 하려면 몸 구석구석까지 당분 공급이 필요하고, 그 당분을 공급하려는 노력이 결국 혈당을 상승하게 합니다. 저는 당뇨약을 오래 복용한 환자들에게 곧잘 "100미터 달리기를 하실 수 있습니까?" "갑자기 급하게 힘든 일을 할 수 있습니까?"라고 묻곤 합니다. 우리 몸은 항상 비상사태에 대비하기 마련인데, 몸이 스스로 혈당을 상승시켜놓아야 급하게 힘든 일을 처리할 수 있다고 판단하게 되면 그때부터 당뇨가 생기기 때문입니다. 갖가지 치료를 통해 혈당수치는 정상이 되었다 하더라도 몸이 무겁고 피로하며 정상적인 생활을 할 수 없다면 그 치료는 몸을 건강하게 해주는, 올바른 치료법과는 거리가 멉니다. 결국 몸은 조금씩 더 나빠질 것이고, 그 결과는 당연하게도 당뇨 합병증으로 이어집니다.

당뇨 진단을 받고 당뇨약을 복용하면서부터 일을 하기 힘들 정도로 극도로 피곤하다며 찾아온 40대 남자 환자가 있었습니다. 이 환자에게는 위암 수술을 한 기왕력도 있었습니다. 환자의 혈당수치는 공복 시 150~200mg/dl, 식후 250~300mg/dl였습니다. 환자는 소화기능이 약하고 설사를 자주 했으며 손발이 차고 추위를 잘 탔습니다. 그래서 속과 손발을 따뜻하게 하며 소화기에 힘이 생기도록 하는 처방인 인삼, 백복령, 부자, 건강, 감초로 구성된 한약을 처방했습니다. 그러자 일단 환자의 체력이 좋아졌습니다. 그런데 혈당수치는 그대로였습니다. 환자의 모든 증상이 좋아진 한참 후에도 혈당수치에는 변화가 없었습니다. 저는 고민에 빠졌습니다. 그렇게 몇 주간 환자의 모든 상태를 고려하며 관찰한 결과, 환자의 혈당수치는 정상인보다 약간 높은 것이 맞다는 결론에 도달하게 되었습니다. 이 환자는 위암 수술을 한 이후 충분한 양의 음식을 먹지 못했고 영양분 섭취와 소화가 모두 느려진 상태였습니다. 이처럼 소화기가 빠른 시간 안에 영양을 흡수해 당분을 공급하기 어렵게 되자 몸은 알아서 혈당을 약간 높은 상태로 유지해 일상생활과 작업을 수행하고 있었던 것입니다. 그런데도 병원에서는 혈당수치가 높다는 이유만으로 당뇨 진단을 내렸고 인위적으로 약물을 투여해 혈당을 낮췄습니다. 그러자 환자는 무기력증과 저혈당 쇼크 등의 증상을 경험하며 일상생활 자체가 힘든 상황에 빠지게 되었던 것입니다. 무엇보다 당뇨약을 복용해도 혈당수치가 조절되지 않았습니다. 당연히 몸이 스스로 살기 위해 당뇨약에 저항해 혈당을 계속 상승시키려고 노력했던 것입니다. 저는 환자에게 이 점을 있는 그대로 설명했습니다. 이후 그 환자는 혈당은 약간 높지만 어떠한 약도 복용하지 않은 채 정상적으로 일상생활을 잘 유지하고 있습니다.

혈당수치는
몸무게와 같다

혈당수치는 몸무게와 비슷하다는 생각을 곧잘 합니다. 일반적으로 젊을 때에는 몸무게 변화가 그렇게 많지 않다가 중년이 되면 배가 나오고 살이 찌는 사람이 많습니다. 노년이 되면 자기 체중을 유지하던 사람도 조금만 체력이 떨어지거나, 아프거나, 환경이 바뀌면 금방 살이 빠져버리기도 혹은 반대로 불기도 합니다. 혈당수치 또한 마찬가지로 젊을 때는 큰 문제가 되지 않다가 중년이 되면서 상승하는 사람이 많습니다. 그러다 노인이 되면 고혈당도 생기고 혹은 저혈당도 나타납니다.

혈당의 변화도 체중의 변화처럼 지금 내 몸의 현재 상태를 말해줍니다. 혈당은 상황에 따라 오르기도 혹은 내리기도 하며 다양한 이유로 그 수치에 변화가 나타납니다. 그러니 혈당수치가 올랐다고 해서 무조건 당뇨로 진단해 혈당수치를 낮추려고만 하지 말고 건강에 어떤 이상이 생겨서 혈당수치가 올라갔는지부터 살펴야 합니다. 체중이 조금 늘거나 혹은 줄었다고 해서 무조건 체중을 기준 수치에 맞추는 것이 아니라 건강을 점검해 체력을 올리기 위해 노력해야 하는 것과 같습니다. 하지만 이러한 과정 없이 무조건 혈당수치를 일정하게만 유지하려고 한다면 몸에게 환경 변화에 적응하지 말고 일정한 환경에서만 살라고 명령하는 것과 같습니다. 살아 있다는 것은 여러 변화에 반응하는 것입니다. 혈당 역시 마찬가지입니다. 밥만 먹어도 변하는 것이 혈당인데 나이가 들어도 어린아이와 같은 정도로 그 수치를 유지하라는 논리는 이해할 수 없습니다.

다이어트를 무리하게 하면 요요현상이 옵니다. 다이어트를 할 때는 체중이 좀 줄어드는 것 같았는데 조금 방심하면 체중이 다시 늘어납니다. 이런 현상이 생기는 이유는 체중이 늘어난 원인을 찾아 더 건강해지는 방식으로 체중 관리를 하지 않고 잘못된 방법을 통해 몸무게 숫자만 줄이려고 해서입니다. 이에 따라 몸이 자신을 보호하기 위해 더 급격하게 체중을 늘려버린 것입니다. 혈당수치도 마찬가지입니다. 약으로 무조건 혈당수치만 낮추는 방법은 요요현상과 같은 부작용을 낳습니다.

그렇다고 혈당의 변화를 무시하라는 것은 절대 아닙니다. 면밀하게 몸의 상태 즉 컨디션과 연결해서 혈당수치의 의미를 판단하고, 시간을 두고 환경의 변화나 스트레스, 욕구불만 같은 심리적인 문제 그리고 음식, 지나친 노동, 음주, 흡연 등 다양한 원인을 살펴서 판단해야 합니다.

노인이 되어도 아이와 같은
혈당수치를 유지해야 정상일까?

이런 맥락에서 나이 드신 어르신들의 경우 혈당수치를 일률적으로 적용해서는 안 됩니다. 당뇨를 진단하는 기준은 8시간 금식 후 공복혈당이 126mg/dl, 식후 2시간 후 혈당이 200mg/dl 이하입니다(요즘 당뇨 진단 기준이 점점 낮아지는 경향이 있습니다. 20년 전에는 공복 혈당수치가 200mg/dl이어도 조심하라고만 했습니다. 그러니 당뇨 환자가 점점 늘고 제약회사와 병원은 당뇨약을 더 많이 처방합니다). 하지만 공복혈당이 150mg/dl, 식후 혈당이 300mg/dl 정도인 어르신에게 당뇨라고 말하는 것은 무척 당혹스러운 일입니다. 여기서 어르신이라고 하는 것은 객관적인 나이를 근거로 말하는 것은 아닙니다. 젊지만 과로를 많이 한 사람도 이에 해당될 수 있고 반대로 나이가 아주 많아도 혈당이 상승하지 않고 건강한 편이라면 이에 해당하지 않겠지요. 따라서 어르신이란 혈당이 상승하는, 열심히 살아온 중년 이상의 어른을 말한다고 생각하면 됩니다.

나이가 들면 기운이 떨어지고 무기력해집니다. 그런데 젊을 때와 마찬가지로 농사 같은 힘든 일을 하며 지쳐가는 어르신들은 더 많은 당분이 필요해 달달한 음식이나 막걸리, 밥, 설탕 듬뿍 넣은 커피 등을 먹으면서 일을 하십니다. 이렇게 열심히 일을 하시는 나이 드신 분들에게 혈당이 약간 높다고 해서 당뇨라고 진단하고 당뇨약으로 혈당을 낮추면 그분들은 기력이 더 떨어져 일을 할 수 없게 됩니다.

언젠가 모든 음식에 설탕을 듬뿍 넣어서 드시는 '슈가 할아버지'를 소개하는 방송 프로그램을 본 적이 있습니다. 가족들은 할아버지의 건강이 염려되어 프로그램에 제보를 했고 실제로 혈당 검사를 한 의사는 할아버지가 당뇨 전 단계라고 진단하며 설탕 섭취를 줄이시라고 권고했습니다. 그런데 제가 판단하기에는 그 할아버지에게 적절한 치료 없이 단순히 당분 섭취만을 줄이게 하면 곧바로 저혈당 쇼크에 빠질 수도 있어 위험해 보였습니다. 할아버지는 몇 년 전 중풍을 앓고 난 후부터 설탕을 많이 섭취해야 기분이 좋아지고, 신나게 운동도 할 수 있게 되었다고 합니다. 큰 병을 앓고 기운이 부족하니 당연히 당분을 많이 필요로 할 수밖에 없었던 것입니다. 이런 경우에는 중풍 후유증을 이겨낼 수 있도록 혈액순환 장애를 치료해 기운이 생기게 해야 합니다. 그렇지 않고 막무가내로 당분 섭취만 줄이면 탈이 생길 수밖에 없습니다. 몸은 어떤 음식을 일부러 원하지 않습니다. 몸은 스스로 필요하다고 판단한 것을 원합니다. 따라서 무조건 혈당을 낮추고 기계에 표시된 수치를 낮추려는 치료법은 또 다른 문제를 야기합니다.

이와 비슷한 경우를 2002년쯤 진료실에서 경험한 적이 있습니다. 할머니 한 분이 제대로 서지도 못하고 가족의 부축을 받은 채 힘들게 한숨을 쉬면서 들어오셨습니다. 가족들 말에 따르면 당뇨약을 오랫동안 복용해왔는데 할머니의 혈당수치가 400mg/dl 정도로 올라가 병원에서 입원 권유를 받고 이후 병원에서 인슐린 치료를 받기 시작했다고 합니다. 그런데 인슐린 치료를 받으면서부터 할머니에게 이상 현상이 나타나기 시작했습니다. 혈당이 도리어 800mg/dl까지 상승하면서 몸 상태가 극도로 나빠진 겁입니다. 저는 일단 속을 따뜻하게 하고 기혈의 순환과 체력을 증진시키는 부자, 하수오, 인삼, 백복령 외 다수의 약재를 넣어 한약을 달여 드렸습니다. 그러자 할머니는 얼마 지나지 않아 거동도 제법 하실 정도로 상태가 호전되었습니다. 그렇게 한약을 복용한 지 한 달도 채 안 되었는데 혈당이 200~300mg/dl로 내려갔습니다. 그런데 문제는 공복혈당이었습니다. 공복 중에도 혈당수치가 200mg/dl 이하로 떨어지지 않는 것입니다. 하지만 할머니의 컨디션은 좋았습니다. 그 후에도 가끔씩 몸이 안 좋으시다며 1년에 1, 2회 정도 병원을 찾아오셔서 한약을 복용하셨지만 그때마다 여전히 혈당수치는 정상 범위까지 내려가지 않았습니다.

할머니 자신이 느끼는 몸의 상태는 좋아졌지만 왜 혈당수치는 정상 범위까지 내려가지 않을까요? 저는 이 문제에 대해 10년 가까이 고민에 고민을 거듭했습니다. 그리고 결론을 내렸습니다. 그 할머니의 몸 상태에서는 정상 공복혈당이 200mg/dl 정도가 맞다는 것입니다. 할머니는 바닷가에 사시면서 힘든 일을 계속 하며 일상생활을 하고 계셨고, 흡연과 음주를 즐기며, 관절염약, 고혈압약, 당뇨약 등 다수의 양약을 드시며 생활하고 있었습니다. 그런 상황에서 혈액순환이 제대로 될 리 없습니다. 생활 속 피로도 잘 풀리지 않았을 것입니다. 그러니 혈압과 혈당이 상승하고, 공복혈당이 남들보다 높아야 몸을 움직일 수 있는 힘이 생기는 상황이었던 것입니다. 그러던 중 어떤 계기로 인해 컨디션이 안 좋아지자 몸은 스스로 회복하려고 혈당을 올렸는데 병원에서 혈당을 강제로 낮추려고 인슐린을 투여하니 몸은 다시금 혈당을 더욱 높이 상승시킨 것입니다. 이후 한약을 복용해 혈액순환이 개선되고 피로 회복을 도왔기 때문에 환자의 혈당 또한 어느 정도 안정을 찾고 기력을 회복할 수 있었던 것이지요. 하지만 환자가 이미 근·골격계 질환인 전신 통증을 동반한 다발성 관절염, 고혈압 등 여러 가지 지병을 함께 앓고 있었기에 할머니의 몸은 더 이상 혈당을 낮출 수 없었다는 것이 제 결론이었습니다. 물론 사변적 결론일 수도 있겠지만 그 외에는 다른 해석이 불가하다고 판단합니다.

사람이 나이가 들어감에 따라 혈당수치가 올라가는 것을 이해하려면 자동차 연비를 떠올려보면 좋습니다. 새 차는 연비가 좋습니다. 기름을 적게 먹으면서 잘 달리지요. 그런데 오래된 차는 연비가 나빠집니다. 같은 거리를 달려도 새 차일 때보다 더 많은 기름을 필요로 합니다. 하물며 기계도 그런데 인간은 어떻겠습니까? 나이가 들면 기력이 쇠하면서 더 많은 에너지를 필요로 합니다. 그래서 나이가 들면 자연스럽게 혈당수치가 오르는 것입니다.

어르신들이 곧잘 하시는 "나이를 먹으면 밥심으로 사는 거야!"라는 말은 거짓이 아닙니다. 지금 서양 의학적 당뇨 진단 기준은 오래된 차도 새 차와 같은 연비를 유지해야 한다고 우기는 것과 같습니다. 따라서 저는 노인의 당뇨 진단 기준은 조금 탄력적으로 생각해야 한다고 주장하며 그 가이드라인으로 공복 혈당 150~170mg/dl, 식후 혈당 250~300mg/dl를 제시하고 있습니다. 어렸을 때는 당분이 조금만 있어도 잘 달리지만, 나이가 들면 관절이나 근육, 혈관이 나빠지고 오장육부의 기능도 떨어지면서 몸속 구석구석에까지 당분 공급이 원활하지 못하고, 당분을 이용한 에너지 전환 효율도 떨어집니다. 따라서 젊을 때와 같은 양의 밥을 먹고는 기운을 낼 수 없고 이것이 누적되어 혈당이 상승하는 단계로 발전되곤 합니다. 이런 현상이 곧 당뇨입니다.

아무튼 이후로도 이 할머니와 유사한 사례를 수없이 경험하면서 노인들의 경우 혈당수치로 당뇨 진단을 내리는 것이 얼마나 잘못된 의료 관행인지 절감하고 있습니다. 따라서 혈당수치를 근거로 하는 당뇨 진단은 어린이와 노인의 기준이 서로 달라야 하고, 특히 노인의 혈당수치는 노동량이나 환경, 음식, 생활방식에 따라 변화가 많으므로 최소 몇 달의 시간을 두고 여유를 가지면서 환자의 몸 상태와 관련지어 관찰해야 할 문제임을 강조하고 싶습니다.

일률적인 혈당수치에 얽매이지 말자

혈당수치를 일률적으로 적용하지 말아야 하는 것은 비단 노인의 경우에만 해당하는 것은 아닙니다. 질병을 앓은 후, 수술을 하고 난 후, 장애로 체형이 불균형 상태인 경우 등 일반적인 경우에 비해 당분이 많이 필요한 사람들이 있습니다. 이 모든 상황을 고려하지 않은 채 일률적인 혈당수치를 제시하며 무조건 혈당을 낮추기에 급급하는 식의 치료는 불합리합니다. 따라서 혈당수치가 기준치보다 높다면 혈당이 올라가게 된 원인과 환자의 현재 상태를 살펴 근본적으로 건강을 증진시킬 수 있는 방법부터 찾아보아야 합니다.

지금처럼 혈당수치에만 의존해서 당뇨 진단을 내리는 방식은 이제 바뀌어야 합니다. 당뇨는 혈당수치만으로 판단할 수 있을 만큼 단순한 병이 아닙니다. 당뇨 진단은 그 사람의 직업, 노동량, 나이, 사고나 수술 경력, 장애의 정도 등을 모두 면밀히 고려해 내려야 합니다. 같은 나이의 사람이라 하더라도 평소 그가 하는 일이 더 많은 체력을 필요로 한다면 혈당수치도 약간 높아질 수 있습니다. 특히 최근에 갑자기 무리를 했다면 더더욱 그렇습니다. 따라서 신체 활동이 많지 않은 사람과 힘든 일을 하는 사람이 같은 혈당수치를 갖고 있어야 한다는 주장 또한 맞지 않습니다. 또 같은 직업을 갖고 있어도 나이가 많은 사람의 혈당이 약간 더 높을 수 있습니다. 나이가 많으면 그만큼 빨리 지치기 때문입니다.

치료 과정 중 일시적으로
혈당수치가 올라가는 경우

일반적으로 혈당 측정기는 20%의 오차범위를 갖고 있습니다. 그래서 혈당을 측정해보면 잴 때마다 수치가 다릅니다. 또한 왼손, 오른손의 수치가 현저히 차이 나는 경우도 많습니다.

보통 당뇨 진단을 받으면 가장 먼저 음식 조절을 하라는 말부터 듣습니다. 상황이 이렇다 보니 혈당이 덜 올라가거나 천천히 올라가는 음식을 마치 당뇨에 좋은 음식이라고 착각하는 환자들이 많습니다. 물론 식이조절을 해서 활력이 오르고, 몸이 가벼워지고, 하루하루가 즐겁다면 다행이지만 이와는 반대로 혈당수치는 잘 조절되는 것 같은데 무기력하고 피로하며 생활 전반에 여러 가지 이상 증상이 나타난다면 이는 잘못된 치료법입니다.

당뇨약 또한 마찬가지입니다. 제 진료실에서도 약을 먹으니 혈당수치는 완전히 정상이 되었는데 어쩐 일인지 합병증이 진행되고 있다거나 생활할 때 무력감이 들어 힘들다고 호소하는 경우를 의외로 자주 봅니다. 당뇨는 여러 가지 원인으로 몸에 기운이 빠지니 그것을 만회하기 위해 혈당을 상승시키는 병입니다. 그런데 당분 섭취를 줄이니 기운이 더 없어지는 것은 당연한 결과가 아닐까요?

뿐만 아니라 우리 몸이 당뇨를 이겨내는 과정에서 더 많은 당분을 필요로 하는 경우도 있습니다. 당뇨가 치료되어감에 따라 환자 스스로 느끼는 컨디션은 좋은데 되레 혈당수치는 상승하는 상태이지요 (물론 모든 환자가 그러한 것은 아닙니다. 치료를 시작하면서 곧장 혈당수치가 떨어지는 경우도 많이 있습니다).

그러니 당뇨 치료 과정에서 혈당수치가 일시적으로 상승하더라도 치료를 그만두어서는 안 됩니다. 자신의 몸이 어떤 상태인지, 몸이 이야기하는 소리에 귀를 기울여야 합니다. 비록 혈당수치는 오르고 있지만 피로감이 줄어들고 합병증 또한 사라지고 있다면 그것은 치료가 잘 되고 있다는 증거입니다. 그러니 혈당수치보다는 몸 상태에 집중하면서 치료를 계속하면 차츰 건강을 되찾고 일단 스스로 건강에 자신감이 생깁니다. 그러면 비로소 혈당수치도 정상으로 회복됩니다. 그런데 자신이 느끼는 컨디션보다 혈당 측정기를 더 신뢰하면 치료가 힘들어집니다. 혈당수치가 올라갔으니 한약에 문제가 있는 것 아닌가 생각하고 곧장 합병증이라도 찾아올 것처럼 생각한다면, 안타깝지만 혈당수치만 잡아주는 잘못된 치료법으로 돌아가는 수밖에 없습니다. 당뇨약에 의존하다 결국 당뇨가 오게 된 근본 원인을 치료할 기회를 놓치게 되는 것입니다. 이와 관련해 한 여성 환자의 경우를 살펴보겠습니다. 이 환자의 경우 복용하던 양약을 중지하고 한약 처방으로 병독을 제거하는 데 집중한 결과, 치료 과정에서 일시적으로 혈당수치가 굉장히 높이 상승했습니다. 하지만 컨디션이 회복되고 눈이 좋아졌습니다. 이후 치료를 지속하며 몸이 정상으로 돌아오고 난 후 혈당도 급격히 정상수치로 내려왔습니다.

한의사 백지성의 임상 일지

일시: 2015년 4월 27일

이름: 손○○ (60년생)

성별: 여

신체: 키 153㎝, 체중 67㎏, 혈압 158/89mmHg, 맥박 90

혈당수치: 184mg/dl(식후 약 2시간)

당화혈색소: 9.6%

과거력: 10년 가까이 당뇨약 장기 복용. 최근에 혈당수치가 올라 당뇨약을 더 강하게 처방받고 복용 중.

주요 증상: 너무나 지친 표정으로 내원. 어느 순간부터 몸이 아프고 체중이 10㎏ 늘더니 아랫배까지 아픔. 최근에 혈당 조절이 잘 안 되어서 당뇨약을 더 강하게 처방받았음. 몸이 천근만근 무겁고 기운이 없고, 눈이 침침해져서 앞이 안 보일 정도라 정말 죽을 지경이라고 호소. 앉을 때 아랫배 눌리는 느낌이 있으

며 최근 방광염 등 컨디션이 매우 안 좋음.

진단: 상복부와 흉협부. 심장 주변에 병독이 쌓여서 공복에 속 쓰림과 복부팽만 증상이 있음. 근육까지 병독이 많이 쌓여서 근육경련의 증상도 있음. 가짜 당뇨로 판단*. 즉시 당뇨약 복용 중지 후 한약으로 병독을 열심히 배출하면 좋아질 것으로 판단.

* '가짜 당뇨'에 대해서는 3장 '진짜 당뇨, 가짜 당뇨를 구분하라'를 참고.

치료 및 경과

병독의 위치: 심하부, 상복부와 흉협부, 근육에 위치한 병독을 대변으로 배출시켜야 함.

한약 처방: 한열왕래(寒熱往來), 흉협고만(胸脇苦滿), 복만(腹滿), 구련(拘攣), 심하비안지유(心下痞按之濡), 심기부정(心氣不定), 흉중비(胸中痺)를 치료하는 처방으로 대시호탕, 삼황환 처방.

경과: 설사를 하루에 10여 차례 할 때까지 1일 한약 복용을 6회 이상으로 늘린 결과, 3개월 정도 지나면서 피로가 풀리고 몸이 조금씩 가벼워지고, 많이 침침했던 눈이 조금 밝아지는 등 호전되는 양상. 하지만 혈당은 오히려 상승(공복혈당 380mg/dl, 식후 혈당 556mg/dl, 당화혈색소 12.4%). 하지만 몸 상태가 계속 좋았으므로 지속적으로 한약 복용량을 늘리면서 대변을 자주 보게 하니 갑자기 혈당이 정상으로 내려감. 25일 만에 당화혈색소는 12.4%에서 9.3%로 내려감. 그 후 치료를 계속하다 개인 사정으로 내원하지 못함. 2개월 후 다시 측정하니 공복혈당 90mg/dl, 식후 혈당 140mg/dl 유지. 당화혈색소 6.5%. 이후 어떤 약도 복용하지 않음.

치료를 시작한 지	혈당수치	증상
1개월 후	공복혈당 269mg/dl 내원혈당 382mg/dl 체중 67kg	피곤함과 눈 침침함이 줄었으나 아직 불편.
2개월 후	공복혈당 282mg/dl 내원혈당 389mg/dl	피로감과 눈 침침함 호전(좌측은 아직 침침함). 양쪽 오금에 통증.
3개월 후	공복혈당 264mg/dl 내원혈당 556mg/dl 당화혈색소 12.4%	기운이 없으면서, 눈이 여전히 침침함. 갈증 심함. (한약 복용을 최대한 많이 하게 안내.)
4개월 후	공복혈당 228mg/dl 내원혈당 317mg/dl	1년 6개월 만에 생리 시작. 피로감 있고, 눈이 침침함.
5개월 후	공복혈당 310mg/dl 내원혈당 298mg/dl(공복)	대변 못 보면 가스가 차고, 옆구리 통증 있음.
6개월 후	공복혈당 251mg/dl 내원혈당 501mg/dl 체중 58.7kg	치료 시작 시보다 체중이 10kg 정도 감소. 몸속에 힘이 생기는 것 같음. (대변이 시원치 않은 경우 한약 늘려서 복용.)
7개월 후	공복혈당 145mg/dl 내원혈당 210mg/dl(식후)	글씨가 선명하게 잘 보임. 그동안 못 했던 일을 하러 다니느라 바쁨. 피로 호전. 전체적으로 이상 증상 없으며, 일주일 전부터 감기로 기침과 가래.
9개월 후	공복혈당 90mg/dl 내원혈당 140mg/dl(식후)	혈당과 몸 상태가 모두 정상으로 돌아옴.

위의 사례처럼 치료가 잘 되어가는 과정에서 일시적으로 혈당수치가 크게 올라가는 경우가 있습니다. 우리 몸속의 기능을 회복하기 위해서 반드시 필요한 물질이 또한 당분이기 때문입니다. 하지만 이때에도 환자의 컨디션은 좋습니다. 그러므로 위 사례처럼 치료를 중단하지 않고 계속하면 혈당수치도 다시 정상으로 되돌아옵니다.

당뇨뿐만 아니라 모든 병은 그 근본 원인, 즉 병독이 어디 있는지를 찾는 것에서 출발합니다. 이 병독을 치료하다 보면 병세가 더 악화되는 것처럼 보이는 경우도 있습니다. 한의학에서는 이를 명현반응이라고 합니다. 가령 혈당수치는 높아지는데 환자는 몸이 가볍고 기운이 생기는 경우, 종양 환자의 종양이 커졌지만 그동안 환자를 불편하게 했던 증상은 사라진 경우, 아토피 피부염 환자의 피부 증상은 더 심각해졌지만 며칠 지나 그 증상이 깨끗이 사라지는 경우가 이에 해당합니다. 서양 의학으로는 이해하기 힘든 증상이지만 그렇다고 이 과정을 무조건 병이 더 악화되고, 나빠진 것이라고 판단하면 곤란합니다.

　병을 잘 치료하는 정확한 처방을 사용했을 때 나타나는 명현반응은 병과 전쟁을 하는 과정에서 생기는 어쩔 수 없는 현상입니다. 검사 결과 수치는 좋지 않겠지만 실제는 치료가 잘 되고 있는 것이지요. 그러니 혈당수치에 지나치게 민감해지기보다는 치료를 통해 내 몸 상태가 어떻게 바뀌고 있는지에 집중해야 합니다. 질병의 증상을 없애는 데 집중하는 서양 의학과 달리, 질병을 일으킨 근본 원인과 전쟁을 치르는 것이 바로 한의학이기 때문입니다.

획일적인 치료가
당뇨 합병증을 부른다

많은 환자들은 일단 당뇨라고 진단받으면 혈당 상승을 막고, 혈당수치를 정상으로 내려놓아야 한다고 믿는 경우가 많습니다. 하지만 수차례 강조하듯이 혈당 상승 자체를 치료 대상으로 삼으면 안 됩니다. 혈당이 상승한 근본 원인과 소변으로 당이 빠지는 원인부터 찾아야 합니다. 그래야 치료되는 병이 바로 당뇨입니다.

그런데 지금 전 세계는 모든 당뇨 환자에게 같은 약을 처방하라고 합니다. 이는 명백히 환자를 두 번 죽이는 꼴입니다. 억지로 혈당을 상승하지 못하게 하는 것은 결국 몸이 가진 피로회복 능력을 억제시키는 부작용을 만들어냅니다. 당뇨약은 급격한 혈당 상승으로 인해 심각한 급·만성 합병증이나 각종 심혈관계 질환이 우려될 때, 가능한 한 적게 사용되어야 마땅합니다. 그 이유는 당뇨약으로 인한 부작용인 저혈당 쇼크 하나만 살펴봐도 알 수 있습니다.

최근 한 통계에 따르면 당뇨약을 복용하는 환자의 45% 정도가 저혈당 쇼크를 경험하고 있습니다. 당뇨약을 복용하는 사람이 운전 중 저혈당 쇼크가 와 사고를 내고 사망에 이르거나 심각한 부상을 입는 경우도 적지 않습니다. 최근 한 뉴스에는 버스 기사가 운전 중 저혈당 쇼크로 의식을 잃어 대형사고가 난 경우가 보도되기도 했습니다. 이런 문제는 그 어느 누구도 책임지지 않습니다. 오히려 환자의 부주의로 인한 단순 사고로 처리되고 있지요.

당뇨약에 이런 심각한 문제가 있음에도 불구하고 혈당수치가 올랐다는 이유만으로 당뇨라고 진단하고 무분별하게 당뇨약을 처방하게 된 데에는 국가와 잘못된 의료제도, 제약회사의 책임이 큽니다. 국가는 행위별 의료 수가제라는 잘못된 보험제도를 만들었습니다. 가령 진료실에서 의사가 한 시간 동안 환자에게 건강을 위한 올바른 지식을 전달하고, 상담을 해도 그에 대한 비용을 청구할 수 없게 되어 있습니다. 그러니 겨우 1~2분 진료를 하고 약을 처방하는 것으로 진료가 이뤄지는 식입니다. 약을 처방해야만 보험 수가를 청구할 수 있으니 말입니다. 이를 이용해 제약회사는 당뇨를 근본적으로 치료하는 약은 만들지 않고 죽을 때까지 매일 먹어야 하는 약이나 만들고 있습니다.

서양 의학은 당뇨 합병증 발생을 막으려면 혈당을 낮추는 것이 최선이라고 주장합니다. 당뇨 합병증이 발생하는 이유를 다음과 같이 보기 때문입니다.

서양 의학이 주장하는 당뇨 합병증의 원인

혈당 상승 ➡ 혈액 탁해짐 ➡ 혈액순환 장애 및 내장 기능 저하 ➡ 당뇨 합병증

하지만 저는 이와 다르게 생각합니다. 제가 생각하는 당뇨 합병증의 원인은 다음과 같습니다.

필자가 주장하는 당뇨 합병증의 원인

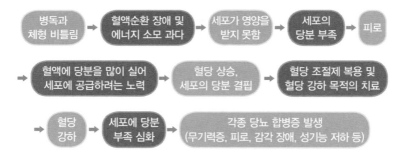

건국대의료원 당뇨병센터 최수봉 교수 역시 자신의 저서 《최수봉 교수의 당뇨병 이제 끝》에 당뇨약이 당뇨를 점점 악화시킨다는 취지의 주장을 한 바 있습니다. 저자는 그중에서도 특히 먹는 당뇨약을 복용하면 췌장 기능이 매년 4%씩 저하된다는 통계를 이야기합니다.*

*《최수봉 교수의 당뇨병 이제 끝》 p.94, 147. 2016년. 하아book.

또한 이 책에는 이러한 사례도 소개하고 있습니다. 부부가 같이 당뇨에 걸렸는데 부인은 심각한 합병증이 와서 내원했고, 남편은 혈당만 높았을 뿐 합병증이 전혀 없었다고 합니다. 살펴보니 부인은 열심히 당뇨약을 복용하며 혈당을 낮춰 생활했고, 남편은 당뇨약을 잘 복용하지 않았다는 것입니다.*

이 사례에서도 알 수 있듯이 혈당수치가 높다고 해서 무조건 당뇨약을 먹어 혈당수치를 낮추려는 치료를 해서는 안 됩니다. 일단 왜 혈당이 상승했는지 그 원인부터 파악해야 합니다. 다시 말해 혈당수치와 당화혈색소 수치를 안정화하는 것도 중요하지만, 환자 본인이 활기차게 생활하고 스스로 건강하다고 느껴야 당뇨 합병증을 예방하고 당뇨도 극복할 수 있습니다. 결국 당뇨 합병증을 예방하기 위해서는 혈당조절제를 가능한 한 적게 사용하거나 아예 사용하지 않으면서 병의 근본 원인을 해소해야 합니다.

진료실에서 이런 이야기를 하면 많은 환자들이 발달된 서양 의학의 진단기계로 측정해 혈당이 정상으로 나왔는데 무슨 치료를 또 해야 하냐며 의아해하기도 합니다. 서양 의학에는 담음과 어혈, 즉 병독의 개념이 없고 화학적 진단과 영상 진단, 혈액검사, 소변검사를 통한 표면적인 증거만 수집하기 때문에 혈당이 상승하게 된 원인을 파악하는 데 어려움이 있습니다. 마치 사진으로 보면 엄마가 화난

*《최수봉 교수의 당뇨병 이제 끝》 p.65~69. 2016년. 하야book.

표정은 잘 알 수 있는데 그 이유가 무엇인지는 잘 파악할 수 없는 것과 같습니다. 그러니 수치만 따질 것이 아니라 직접 환자를 만져보고 관찰하고 진단하는 한의학적 진찰법으로 혈당수치가 상승한 원인을 알아내야 합니다.

올바른 치료란 진정한 의미의 건강을 되찾아주는 것입니다. 서양의학이 우리에게 안전을 보장한다면 한의학은 건강을 회복시키는 치료를 제공합니다. 그러므로 이 두 의학을 적절히 조화롭게 이용하는 것이 현명합니다. 안전을 이유로 몸을 점점 더 기운 없게 만드는 의학만을 최선이라고 생각하지 말고, 건강을 회복하는 의학인 한의학의 역할도 함께 고려하는 사람들이 더 많아졌으면 합니다.

식이요법과 운동요법을 통한
혈당 관리의 허상

당뇨의 권위자라고 하는 분들이나, 건강 정보를 안내하는 대부분의 사람들이 당뇨 치료를 위해 식이조절과 운동을 하라고 지도합니다. 또한 음식을 조절해 혈당수치를 정상으로 낮추는 것을 당뇨 치료법 (정확하게 말하면 치료하지 못하고 관리하는 법)으로 제시하는 책이나 건강 정보도 너무나 많습니다. 실제로 음식을 조절하면서 혈당수치가 정상이 되었다고 좋아하는 당뇨인들도 많습니다. 그러나 당뇨에 걸린 상태에서 잘 먹지 못하면 영양의 불균형 또는 결핍으로 노화가 촉진되고 기력이 떨어질 수 있습니다. 흔히 우리가 좋은 음식을 먹으면 눈이 뜨인다고 말하지요? 그만큼 영양이 제대로 공급되어야 모든 기관이 제 기능을 할 수 있습니다. 그런데 영양공급을 줄이고 운동까지 많이 하면 혈당수치는 떨어져 정상이 될지 모르지만, 시간이 흐를수록 몸이 쇠약해져 결국 합병증을 재촉하게 됩니다.

실제 진료실에서 만난 환자들 중 혈당수치는 완전히 정상인 분들도 상당히 많습니다. 의학적으로는 아무 문제가 없는 이들이 왜 한의원을 찾아왔을까요? 눈이 침침하고, 기운이 없고, 움직이기 힘들고, 피부질환이 있고, 다리가 저린다든지 감각장애가 있는 등 당뇨 합병증에 준하는 증상들이 많이 나타났기 때문입니다. 일례로 한 환자는 한의원에서 지도를 받고 음식 조절을 한 결과 혈당수치는 정상 수준으로 유지되고 있는데 점차 이러한 관리 식이와 운동에 대한 부담감이 커지면서 기운도 없어지고 일상생활을 하는 것 또한 많이 힘들다며 내원했습니다.

수천 년 전부터 인간이 먹어왔던 음식은 대부분 몸에 좋은 것입니다. 음식 자체가 몸에 해로운 것은 결코 아닙니다. 다만 그것을 먹었을 때 이상이 생기는 환자의 몸이 문제인 것입니다. 환자의 몸이 음식을 잘 소화, 흡수, 배설시키지 못하면 병독이 생깁니다. 식이요법으로 혈당수치를 낮추는 치료법은 연료를 잘 소모하지 못해 그을음이 많이 나는 자동차를 근본적으로 수리해서 연료를 잘 소모하게 하는 것이 아니라 그저 연료 공급을 줄이거나 그을음이 덜 나는 좋은 연료를 넣어서 그을음이 덜 나오는 것처럼 보이게 만드는 것과 같습니다. 이렇게 하면 당연히 그을음은 덜 나겠지만 자동차는 마음 놓고 달릴 수가 없습니다. 그러니 당뇨 환자에게 식단 조절과 음식량을 줄여 혈당수치를 조절하려는 것은 근본적으로 건강을 되찾아주는 것과는 거리가 먼 방법입니다.

물론 음식을 무절제하게 섭취해 비만이 된 환자라면 음식을 절제하고 규칙적인 식사를 하는 것이 건강에 큰 도움이 될 것입니다. 하지만 이런 경우는 단순히 음식을 줄였다기보다는 음식을 적절하게 먹는 생활로 바뀌었다고 보아야 할 것입니다. 그러나 당뇨로 체중이 급격히 감소한 상태거나, 음식을 아무리 많이 먹어도 체중이 줄고 체력이 떨어진다면 혹은 음식을 조금만 잘못 먹어도 몸에 이상이 생기거나, 과식만 약간 해도 문제가 발생한다면 음식 조절을 치료법이라 할 수 없습니다. 건강하다는 것은 아무 음식이나 잘 먹고, 잘 싸고 기운 충만하게 살아가는 것이니 말입니다.

혈당수치보다 중요한 영양 공급

당뇨 환자의 고민은 기분 좋게 잘 먹으면 몸은 상쾌한데 혈당수치가 상승한다는 것입니다. 그래서 대부분의 당뇨 환자들이 혈당수치를 조절하기 위해 음식 섭취량을 줄이거나, 혈당 조절 식단으로 음식을 먹습니다. 그러다 보면 수치는 좋아지지만 당뇨가 낫지 않고 기운만 약해지면서 합병증이 진행됩니다. 그렇다고 기운을 보충하기 위해 다시 잘 먹으면 혈당수치가 상승하는 진퇴양난의 상황이니 많은 당뇨인들이 어떤 음식을 먹어야 하는지, 반드시 소식을 해야 하는지 궁금해합니다.

당뇨 환자에게 영양 공급은 무척 중요합니다. 하지만 그전에 병독부터 잘 배출해야 합니다. 땀과 대변, 소변, 구토를 통해서 병독을 배출시키는 것이 진정한 치료의 시작입니다. 병독이 어디에 있느냐에 따라 처방이 달라지기 때문에 진료를 꼭 받은 후 자신에게 맞는 한약을 처방받는 것이 중요합니다. 가끔 진료도 하지 않고 한약을 투여하는 경우가 있는데, 이는 완전히 잘못된 것입니다. 한의학의 기본은 '사람이 서로 다르다는 것'을 인지하는 데에서 출발합니다. 하나의 처방으로 모든 환자가 건강해지고 좋은 결과가 나오기를 기대한다는 것 자체가 논리에 맞지 않습니다.

식이요법이 꼭 필요한 경우도 있습니다. 몸에 그리 큰 문제는 없고 잘못된 습관이나 일시적인 환경 변화, 과로, 야식, 음주 등으로 혈당이 상승한 경우에는 생활 방식의 교정만으로도 좋아질 수 있습니다. 또한 이미 심각한 상태로 몸이 나빠져 모든 생활을 통제하며 회복을 위해 최선을 다해야 하는 경우에도 치료와 함께 음식 조절은 반드시 지켜야 할 생활 수칙입니다. 하지만 질병이 만성화되어 있고, 이미 당뇨 합병증 단계를 경험했거나, 심각하게 혈당이 상승한 경험이 있는 경우 또는 다른 질병이 선행되어 있는 경우라면 반드시 질병 치료가 우선되어야 합니다. 근본적인 문제는 해결하지 않고 식이요법을 통해 혈당만 조절하려 들면 심각한 부작용에 직면하기 쉽습니다. 당뇨 자체가 몸속 구석구석 영양 공급이 원활하게 되지 않는 영양결핍 상태인데, 여기에 영양을 제한해 에너지원으로 사용하는 당분의 공급을 줄이고 운동만 하니 저혈당 쇼크 혹은 무기력증이 오는 것입니다. 또한 당분 대신 지방을 에너지원으로 사용하면 케톤

산 같은 독성물질이 몸에 축적되어서 생기는 케톤산혈증이라는 급성 당뇨 합병증이 발생해 심각한 위험에 빠질 수도 있습니다. 따라서 저혈당 쇼크나 케톤산혈증 등 생명을 위협하는 상황을 경험한 환자라면 식이요법 혹은 운동요법이 도리어 독이 될 수 있으므로 주의를 기울여야 합니다. 식이요법과 운동요법은 당뇨를 근본적으로 치료하는 방법이라기보다는 보조적인 요법 정도로 활용해야 마땅합니다.

진짜 질병은 음식으로 치료할 수 없다

요즘 '약식동원(藥食同源)'이라는 말을 자주 듣게 됩니다. 음식과 약은 그 근원이 같으니 자신의 몸에 맞는 음식을 잘 먹는 것이 약을 먹은 것과 같다는 의미입니다. 그런데 이 말은 일부 질환에는 맞는 말일 수 있지만, 당뇨나 그 밖의 심각한 질환에는 해당되지 않습니다. 만약 이 말이 맞는 말이라면 음식으로 모든 병을 치료할 수 있어야 합니다. 하지만 당뇨가 실제 그렇게 치료되지 않는다는 것은 이 글을 읽는 독자들이 더 잘 알 것입니다.

당뇨의 가장 큰 원인은 병독입니다. 그러니 병독을 몸 밖으로 배출하려면 음식보다 더욱 강력한 힘이 필요합니다. 이때 약재가 진가를 발휘합니다. 부자, 마황, 대황, 석고와 같이 강력한 약성을 가진 약재는 음식 재료로 사용하지 않습니다. "약이 음식을 이기지 못하면 약이라고 할 수 있는가?"라는 말이 있습니다. 음식으로 치료할 수 있을 정도의 불편함이라면 질병이라기보다는 가벼운 기능 장애 상태라고 보는 것이 맞습니다. 질병이란 음식이 제 기능을 못 하게 된 상태입니다. 따라서 질병은 음식으로 치료할 수 없습니다. 질병 치료란 약독으로 병독을 공격해 병독이 몸 밖으로 나가게 하는 것을 말합니다.

그러니 이제 환자들에게 금기 음식을 잔뜩 적어주고 마치 치료인 것처럼 이야기하는 일은 없어져야 합니다. 환자가 지켜야 할 금기사항이 많다는 것은 여전히 그 환자가 건강하지 못하다는 의미입니다. 그럼에도 불구하고 대부분의 병원에서 식이요법에 대한 정보를 주는 것이 마치 중요한 치료 과정인 양 홍보합니다. 시중에 나온 대부분의 당뇨 서적들 역시 식이요법이 매우 효과적인 치료법인 것처럼 제안합니다. 하지만 어떤 음식을 먹었을 때 독이 되는 몸을 어떤 음식을 먹더라도 독이 아닌 보약이 되도록 바꾸어주는 것. 다시 말해 밥이 보약이 되도록 만드는 것! 이것이 진정한 치료이고 의사가 환자에게 해야 할 일입니다.

● 운동요법 시 주의할 점

자신의 몸 상태에 맞지 않는 운동 역시 몸을 피곤하게 하므로 조심해야 합니다. 피로가 쌓이면 생명력도 감소합니다. 그러니 무슨 운동이 되었든 시작한 지 1개월 정도 지난 후부터는 운동을 하고 나면 몸이 개운하고 가벼워지며 다음 날 컨디션이 상쾌해지는 정도로 해야 합니다. 특히 기구를 사용해서 하는 운동은 그리 권장하지 않습니다. 재활 치료를 위해 제한적으로 사용해야 할 기구를 마치 일반인 누구나가 써도 좋은 것인 양 홍보하는 경우가 많은데, 대개 운동기구는 건강에 도움이 되기보다는 도리어 건강을 해치는 경우가 많기 때문입니다. 따라서 기구는 가능하면 사용하지 않는 것이 위험을 피할 수 있습니다.

　많은 환자들이 당뇨에 무슨 운동이 좋은지 묻습니다. 하지만 저는 그럴 때마다 항상 주의사항부터 알려드립니다. 우선 운동은 적절하고 좋은 자세를 유지해야 합니다. 가령 계단 오르는 운동을 하더라도 무릎이 자신의 두 번째 발가락을 벗어나 보일 정도의 각도로 구부러지면 오히려 인대에 나쁜 영향을 줄 수 있습니다. 수영도 마찬가지입니다. 좌우 어깨의 움직임이 같아야 하고, 눈을 감고 수영을 했을 때 똑바로 전진할 수 있어야 좌우 팔다리의 균형이 제대로 잡힙니다. 달리기를 할 때도 발목과 무릎, 고관절과 골반, 양쪽 어깨의 균형을 항상 생각해야 합니다. 하지만 이것이 말처럼 쉽지 않습니다. 따라서 운동은 여러 가지를 돌아가면서 조금씩 하는 것이 좋고, 하나의 운동을 너무 장시간 하는 것은 바람직하지 않습니다. 한쪽 근육이나 관절, 인대를 더 많이 사용하면 결국 중심축이 무너지고 부상을 당하기 쉽기 때문입니다. 당뇨는 이미 병독이 온몸에 퍼져 있는 질환입니다. 따라서 초기 환자인 경우를 제외하고는 식이요법과 운동만으로 당뇨를 치료할 수 있다고 자신하는 것은 금물입니

3장

200
150
100

반드시 성공하는
당뇨 치료의 시작

한방 당뇨 치료,
이것이 다르다

서양 의학에서는 당뇨를 인슐린 의존형인 1형 당뇨와 인슐린에 의
존하지 않는 2형 당뇨로 나누고 있습니다. 최근에는 검사 상 인슐린
생산량이 1형과 2형의 중간 정도인 경우를 1.5형이라 진단하기도
합니다. 먼저 서양 의학적 진단 기준에 의한 1형 당뇨와 2형 당뇨의
특징을 표를 통해서 설명하겠습니다.

당뇨 분류

분류	인슐린 의존형(1형)	인슐린 요구형(1.5형)	인슐린 비의존형(2형)
발병 연령	20세 이하	20~50세	30세 이상
발병 특징	췌장 β세포 파괴로 인슐린 분비 저하	인슐린 생산량이 1형과 2형의 중간	인슐린 저항성 증가
체형	마른 사람이 많음	유년기 단백질 결핍	비만 경향
가족력	적음	적음	많음
발병 비율	5~10%	90~95%	

1형 당뇨

특징	증상
• 인슐린 의존형(인슐린 분비 저하). • "소아당뇨"라고 하며 20세 전에 주로 발병. • 인슐린 펌프나 인슐린 주사를 맞는 환자.	• 보통 마른편이거나 체중이 급격히 감소. • 다음(多飮), 다식(多食), 다뇨(多尿). • 피부 소양, 발에 궤양, 시력 저하 등(말초 혈관 과 말초 신경에 염증).

2형 당뇨

특징	증상
• 인슐린이 제 기능을 못 해서 생기는 당뇨. • 성인병, 생활 습관 병(30세 이후에 주로 발생). • 비만인 경우가 많음. • 소변으로 당이 배출 안 되는 경우도 많음.	• 만성 피로, 식욕 증가, 갈증, 피부 소양, 대소변 비정상. • 만성적 전신 증상이 다양하게 발생하고 개인 차가 많음.

　　서양 의학에서는 각종 화학적 혈액검사나 소변검사를 통해 1형과 2형 당뇨로 나누고, 인슐린 분비를 하지 못하는지, 인슐린은 충분한데 사용을 못 하는지, 시펩타이드(c-peptide)의 농도는 어느 수준인지 등을 검사합니다. 또한 췌장의 기능은 어떤지, 콜레스테롤이나 단백뇨, 고혈압 등과 연관이 있는지, 각종 효소나 부족한 물질이 있는지를 살펴 그에 따라 치료법이나 약을 결정합니다. 각종 수치를 비교·분석해야만 치료법을 결정할 수 있는 것은 물론 치료 결과를 바로 모니터링할 수 있으니 검사 결과를 매우 중시합니다.

　　하지만 한의학에서는 병독의 위치에 따라 처방이 달라지기 때문에 위의 표와 같이 1형과 2형으로 당뇨의 유형을 나누는 것이 큰 의가 없습니다. 또한 치열한 전투를 치르고 있는데 조용히 싸우라고 하면 적군을 물리칠 수 없는 것과 같이 한창 치료 중인 당뇨 환자에 게서 혈당수치가 안정적이기를 기대하기는 어렵습니다. 검사 수치 를 참고하며 환자의 컨디션 변화에 더 집중하는 것이 좋습니다.

한의학적 치료의 목표는 환자에게 인슐린을 직접 주사해 혈당을 조절하거나 혈당을 몸에서 사용하게 해주는 물질을 넣어주는 것이 아닙니다. 그보다는 환자의 몸속에서 혈당이 무엇 때문에 높아졌는 지 그 원인을 찾아내는 것입니다. 그 원인은 병독의 위치와 연관이 있습니다. 따라서 한의학적 치료에서는 병독의 위치에 따른 처방을 찾는 것이 중요합니다.

현재 제 진료실에도 인슐린 치료를 받고 있는 환자들이 몇 명 있 습니다. 이들은 대부분 인슐린 주사를 맞으면서 생긴 무기력증이나 갑작스러운 저혈당 증세, 손발 저림, 급격한 체중 감소 및 건강 악화 등의 다양한 부작용을 호소합니다. 이런 환자들에게 당뇨약과 한약 복용을 병행시키면 이런 다양한 증세가 현저히 줄어들고 편해지는 경우가 많습니다. 드물지만 실제 인슐린의 부작용을 경험한 환자에 게 한약 치료가 큰 도움이 되는 경우도 수차례 경험했습니다.

하지만 인슐린에 잘 반응하는 당뇨 환자를 한약만으로 건강하게 만들기는 참으로 힘들다고 판단합니다. 이미 몸이 제 기능을 상실할 정도로 병이 깊어져 있거나, 인슐린에만 의존하고 있다 보니 몸에 변화가 잘 일어나지 않는 경우가 많기 때문입니다. 비유하자면 공장이 돌아가지 않아도 공장에서 생산해야 할 물질이 들어오니 결국 그 공장을 가동하지 않아도 되는 상태가 되어버린 것과 비슷합니다.

진짜 당뇨, 가짜 당뇨를 구분하라

저는 당뇨를 진짜 당뇨와 가짜 당뇨로 구분합니다. 간단히 설명하면 인슐린 의존형 당뇨 환자들이 겪는 갈증, 체중의 급격한 감소, 잦은 소변과 같은, 대표적인 당뇨 증상은 없고 체중이 증가하거나 피곤하고 무기력해서 검사해보니 혈당수치만 상승해 있는 경우를 가짜 당뇨라고 합니다. 가짜 당뇨는 혈당수치가 높기는 하지만 그렇다고 혈당을 무조건 낮추면 안 되는 경우이기도 합니다. 가짜 당뇨의 경우 앞서 말한 대로 피로 회복부터 해야 합니다. 몸에 무리가 많이 와서 피로해졌고, 그 피로를 극복하기 위해 몸이 스스로 혈당을 높였기 때문입니다. 한때 환자들이 몸이 피곤하다고 하면 병원에서 먼저 포도당 주사를 놔주던 시절이 있었습니다. 포도당 주사를 맞으면 순간 기운이 번쩍 하고 나는 것처럼 피로에 지친 우리 몸이 이를 극복하고자 스스로 혈당을 상승시킨 것입니다.

이처럼 당뇨에 대한 일반적인 치료법을 따르기보다는 몸이 나빠진 근본 원인, 혈당이 상승한 근본적인 이유인 병독을 배출하는 치료를 해야 하는 경우가 가짜 당뇨입니다. 서양 의학에서 말하는 2형 당뇨는 무조건 가짜 당뇨라거나, 1형 당뇨는 무조건 진짜 당뇨라는 말은 아닙니다. 한의학적 치료법에 이름이 중요한 것은 아니지만 저는 소갈병은 진짜 당뇨고, 소갈병이 아니지만 혈당이 상승한 대부분의 경우를 가짜 당뇨라고 부르고 있습니다. 이를 간단히 요약하자

진짜 당뇨와 가짜 당뇨의 감별점

	진짜 당뇨	가짜 당뇨
소변	소변에서 당이 많이 빠져나온다.	소변에 당이 빠져나오지 않으면 무조건 가짜 당뇨다(소변에 당이 빠져나온 환자 중에도 가짜 당뇨가 많다).
혈당	혈당을 떨어뜨려야 몸이 가벼워진다.	혈당을 떨어뜨리면 어지럽고 피곤하다.
증상	다음, 다뇨, 다식 증상이 강하다.	다음, 다뇨, 다식 증상이 없고, 개인에 따라 증상이 다르다.
체중	체중 변화가 심하다.	당뇨 발견 당시에만 체중 변화가 있고, 이후 체중 변화가 크게 없다.
혈당	혈당 상승이 높다.	혈당 상승이 그리 크지 않고, 혈당이 높아도 별로 불편하지 않다.
생활	일상생활에서 원인을 찾기 힘들다.	과로, 과음, 야식, 스트레스 등이 원인이거나 오래전부터 약했던 곳에서 병이 생긴 것으로 파악할 수 있다.
유관 질환	연관 질환이 없는 경우가 많다.	고혈압이나 고지혈증 등 유관 대사 질환이 연관된 경우가 많다.
유형	어린이, 청소년, 젊은 사람에게서도 많이 발견된다.	노인성이거나 생활 습관, 환경과 연관된 경우가 많다.

면, 다음, 다식, 다뇨, 급격한 체중 감소 등의 증상에서 시작된 것을 전형적인 당뇨 즉 진짜 당뇨, 병원에서 당뇨 진단을 받기는 했지만 혈당 상승의 근본 원인을 찾아서 치료를 해야 하는 경우를 가짜 당뇨로 구분한 것입니다. 앞의 표는 진짜 당뇨와 가짜 당뇨를 간단히 구분한 것입니다. 하지만 실제 치료과정에서는 좀 더 세심히 살펴보아야 합니다. 증상만으로는 진짜 당뇨와 가짜 당뇨를 구분하기 어려운 경우도 많습니다.

가짜 당뇨를 보다 자세하게 설명하자면 이렇습니다. 환자를 진찰해보니 몸속 병독의 위치가 확실하고 당뇨와는 전혀 다른 증상을 만드는 병독이 진찰되는 경우 이를 가짜 당뇨로 보고 혈당을 낮추는 치료와는 전혀 상관 없는 처방을 이용합니다. 예를 들어 변비, 호흡기 질환, 가슴이나 심장에 쌓인 병독, 갱년기 장애 증상, 배가 빵빵해지고 가스가 차는 증상, 근육이 뭉치는 질환, 그 외에도 신경이 예민한 것, 동맥의 혈액순환이 잘 안 되는 것 등을 개선하는 처방으로 당뇨라고 진단받은 환자들을 치료합니다.

이런 이유로 정말 다양한 처방이 당뇨라는 이름의 진단을 받고 온 환자에게 처방되고 있습니다. 이 환자들은 대부분 혈당수치가 300~400mg/dl로 상승했다는 검사 결과만으로 당뇨 진단을 받고, 당뇨약을 처방받아 병을 관리하던 환자들이었습니다. 그들의 혈당은 당뇨약을 복용하면서도 보통보다 약간 높은 수준인 200~300mg/dl를 유지하거나, 혈당수치는 완전히 정상이지만 당뇨 합병증을 겪거나, 몸에 계속 이상 증상이 나타나고 몸이 나빠지고 있다는 느낌, 무기력, 우울한 기분, 피로, 또는 고혈압이나 그밖에 다양한 만성 질환들을 호소하고 있습니다. 이런 가짜 당뇨 환자들에게 당뇨약 복용을 중지시키면 혈당은 상승하지만 컨디션이 좋아지고 생활 속에서 불편했던 증상도 개선되는 것을 볼 수 있습니다. 가짜 당뇨 환자는 혈당이 상승해야 오히려 몸이 편합니다. 또한 당뇨와는 전혀 상관없는 다른 질환에 대한 한약을 처방해 건강을 되찾게 되면 혈당수치도 자연스럽게 정상으로 돌아옵니다. 이런 당뇨가 바로 가짜 당뇨입니다. 즉 기저 질환이 몸속 깊이 만성적으로 유지될 때 그 병이 온몸에 영향을 미치며 혈당까지 상승시킨 경우가 가짜 당뇨입니다. 따라서 이를 치료하기 위해서는 우선 만성적으로 몸속에 자리 잡은 진짜 질병을 먼저 치료해야 합니다.

그런데 제가 환자들에게 "가짜 당뇨입니다."라고 하면 치료가 빨리, 쉽게 되는 것으로 오해하는 경우가 많습니다. 안타깝게도 꼭 그렇지는 않습니다. 몸속의 병이 오죽이나 깊고 만성화되었으면 혈당이 상승하기까지 했겠습니까? 혈당이 올랐다는 것은 기저 질병으로 인해 몸이 상당히 망가진 상태라는 의미입니다. 즉 중요한 기관을 비롯한 온몸에 병독이 퍼져 몸 구석구석에 있는 세포에 영양공급이 잘 되지 않고, 몸이 회복력을 잃어버린 상황에 도달한 것입니다.

따라서 당뇨는 스스로 떨쳐버리기 힘든 병이고, 적절한 도움을 줄 수 있는 한의사의 역할이 참 중요한 질환입니다. 한의사란 음식이 독이 되어 생긴 질병을 치료하는 일을 하는 사람입니다. 즉 환자가 질병으로 인해 음식이 제 기능을 못 하는 상태가 되었을 때 한의사는 음식이 보약이 되도록 만드는 것을 임무로 한다는 의미입니다. 한의사는 환자의 병독이 어디에 있는지 판단하고, 그 병을 치료하는 과정을 통해 환자에게 밥이 곧 보약이 되게 해야 합니다. 그러면 환자는 건강을 되찾아 혈당수치 또한 자동으로 정상이 됩니다. 그러니 한의사는 당뇨 환자를 만났을 때 각 환자마다 다른 병독의 위치를 잘 찾아 이를 치료하는 약을 잘 처방해야 비로소 명의라 불릴 수 있습니다.

● 혈당이 상승할 때 피곤해지는 사람 vs 혈당이 상승할 때 편해지는 사람

당뇨 환자들은 혈당이 상승하는 과정에서 2가지 경우로 나뉩니다. 혈당이 상승하면 피곤해지는 환자, 반대로 혈당이 상승하는데 아무 증상이 없거나 오히려 활력이 생기는 환자인 경우입니다. 이 두 경우는 같은 당뇨지만 그 예후가 각각 다릅니다.

결론부터 말하자면 혈당이 상승할 때 피곤한 환자는 예후가 좋지 않고, 혈당이 상승할 때 별 증상이 없거나 컨디션이 좋은 환자들은 예후가 좋은 경우가 많습니다. 혈당이 상승하면서 피곤해지는 경우는 이미 당뇨 합병증 단계에 접어든 환자일 수 있습니다. 양방 병원의 당뇨 합병증 검사에서 정상으로 판정되었다 하더라도 몸이 이미 지칠 대로 지쳐 순환도 안 되고, 음식을 먹어도 제 기능을 전혀 못 하는 것입니다. 혹은 인슐린이 제 기능을 못 하거나, 분비 자체가 잘 안 되는 환자일 수도 있습니다. 따라서 이런 환자는 당뇨가 상당히 진행된 상태이고, 회복하는 데 시간이 오래 걸릴 수밖에 없습니다.

반대로 혈당이 상승하더라도 몸에 불편함이 없는 경우는 혈당조절제를 복용할 경우 저혈당 쇼크가 발생하기 쉬운 환자입니다. 이분들에게 혈당은 그 자체로 피로회복제입니다. 피로를 회복하기 위해 몸이 알아서 혈당을 상승시키는 것이니 혈당을 낮추면 오히려 무기력증이 생기고, 일을 할 수 없을 정도로 피곤해집니다. 합병증 역시 혈당을 낮추는 치료 때문에 생길 수 있습니다. 따라서 이러한 경우에는 혈당 조절제를 복용하면 안 됩니다. 올바른 치료만 하면 완치에 도달할 확률이 높은 환자입니다. 혈당이 상승할 때 별 문제가 없는 환자의 경우는 대부분 가짜 당뇨 환자들입니다. 따라서 혈당을 낮추지 말고, 혈당이 상승해야만 피로가 회복되는 근본 원인을 찾아서 치료를 해야 합니다.

병독을 배출하라

사람마다 혈당수치가 상승한 원인은 다양합니다. 근육에 피로가 누적되어서, 마음에 괴로운 일이 있어 이것이 몸에 열을 내고 갈증을 심하게 만들어서, 소화 기능과 콩팥 기능이 약해서, 음식만 먹으면 상복부가 빵빵해지고 근육에 쥐가 나며 어깨가 굳고 갱년기 증상을 동반하는 병이 오래되어서, 소변으로 독이 빠지지 않아서, 뒷목에 병독이 쌓여 피부와 호흡기 문제, 근육 경직, 어깨 결림, 뒷골 당김의 증상으로 오랫동안 고생해서 혈당이 상승한 경우도 있습니다. 그러니 혈당수치가 올라갔다 하더라도 그것을 치료하는 약은 각 환자에 따라 다를 수밖에 없습니다.

가짜 당뇨가 생기는 원인은 환자가 당뇨라는 진단을 받을 정도까지 몸속 문제를 오랫동안 방치했기 때문입니다. 당뇨는 하루아침에 생기는 병이 아닙니다. 그 뿌리가 깊고, 오랫동안 그 원인이 쌓이고 쌓여서 생긴 것이기에 몸 안에 생긴 병독을 제거하려면 단순 식이요법 혹은 운동요법 정도로는 부족할 때가 많습니다. 당뇨 치료에 강력한 한약이 필요한 이유가 바로 여기에 있습니다. 한약은 몸속의 병독을 몸 밖으로 배출하기 위해 수천 년간 사용해온 가장 믿을 수 있는 치료법입니다.

치료약으로서의 한약

그런데 이때, 이 '한약'에 대해 좀 더 깊이 설명할 필요가 있습니다. 한약을 얘기하면 우리나라의 환자들은 대부분 보약을 생각합니다. 보약이란 환자의 기(氣)와 혈(血)을 보하고, 음양의 균형을 맞추며, 환자가 호소하는 약한 기능을 보강하는 것으로, 오장육부의 균형을 맞추는 약을 주로 말합니다. 물론 환자에 따라 약한 곳이 다르니 적절한 보약을 처방하기 또한 그리 쉬운 일이 아닙니다. 다만 보약은 음식과 같아서 한의원마다 처방이 달라도 크게 문제가 되지 않습니다. 음식점마다 파는 음식이 다른 것과 비슷하다고 해야 할까요? 어떤 종류의 음식을 먹든 그것이 속을 채워주니 당장 치명적인 문제가 되지는 않는 것처럼 말입니다. 따라서 보약은 식품처럼 가격별로 다른 등급의 약재를 사용할 수 있고, 들어가는 약재의 종류도 다양하지만 그것이 환자의 건강을 개선하는 데 필수적이지 않으니 약재를 넣을 수도 뺄 수도 있습니다. 가령 한의원에 가서 보약을 지어달라고 하면 녹용을 넣으면 얼마, 녹용을 넣지 않으면 얼마라는 말을 들은 경험이 있을 것입니다. 이렇듯 보약은 그 재료에 있어 선택이 가능합니다. 다시 말해 보약에는 안 넣어도 상관없는 재료를 사용하기도 하고 음식처럼 비싼 보약과 싼 보약 중에서 선택할 수 있습니다.

그러나 진짜 질병을 치료하는 한약은 보약과 다릅니다. 치료약은 보약처럼 개인의 선택에 따라 성분을 달리할 수 없습니다. 만약 그것이 가능하다면 부자와 가난한 사람은 자신의 경제적 능력에 따라 각기 다른 약을 복용해야 한다는 의미인데, 이는 의학적으로 있을 수 없는 일이지요. 제가 말하는 한약은 병독을 배출시키는 약, 즉 치료약입니다. 한약에서는 치료를 하는 처방을 일반적으로 '고방(古方)'과 '후세방(後世方)'으로 나눕니다. 고방이란 2,000년 전 《상한론》이라는 책에 기록된 것을 바탕으로 한 처방들을 말합니다. 후세방은 춘추전국시대 이후에 각자의 의학론에 의해 다양한 약재들로 구성된 처방들을 말합니다. 저는 후세방 위주로 15년 정도 임상을 하고 난 후, 고방만으로 10년 정도 임상 치료를 하고 있습니다. 현재는 병독을 직접 공격해서 건강을 회복시키는 고방만 주로 처방하고 있습니다. 후세방 중에도 좋은 효과를 보이는 처방들이 너무나 많지만 진단과 처방이 더욱 정확한 고방의 매력에 빠져 고방을 연구하지 않을 수 없었습니다. 당뇨를 비롯한 암, 아토피 피부염같이 엄중한 질병으로 찾아오는 환자들을 진료하는 경우가 많아서 이미 수천 년 동안 검증된 처방들을 통해서만 이러한 질병을 치료하고 있습니다.

많은 사람들이 같은 병인데 한의원마다 그 처방이 다른 것에 대해 의아해하곤 합니다. 그것은 그 한의원이 보약을 지어주는 곳이기에 그렇습니다. 반면 고방에 근거한 처방은 어느 한의원을 가도 같습니다. 즉 한의사 마음대로 약재를 첨가하고 학파마다 설명도 다른 한약과 달리 하나의 증상에 대해 정확히 하나의 처방, 즉 그 환자의 몸속에 숨겨져 있는 병독의 원인을 근본적으로 해결해줄 수 있는 열쇠를 찾아주는 것이 바로 고방이기 때문입니다. 이처럼 고방은 하나의 처방이 어떤 환자에게 사용되어야 하는지 설명합니다. 앞서 설명한 고방의 특징과 장점을 정리해보면 다음과 같습니다.

- 임상 경험을 기록한 내용이 많이 남아 있다(다만 우리나라에는 고방에 대한 임상 기록이 남아 있지 않다).
- 환자의 증후와 한의사의 진찰을 바탕으로 처방을 결정한다.
- 처방이 명료하므로 같은 병에 대해 한의사마다 다른 처방을 하거나 한의사 마음대로 처방이 달라지지 않는다.
- 금기 사항이 없다.
- 어떤 약재에 의한 부작용인지 혹은 명현반응인지 검증하기 쉽다.
- 병의 뿌리가 뽑힐 때까지 한약을 장기간 복용할 수 있다.

처방이 정확하지 않은 한약은 장기간 복용하기가 어렵고, 오래 먹으면 부작용이 나오기도 쉽습니다. 약재가 복잡하고, 한의사가 약재를 마음대로 가감할 수 있기 때문입니다. 하지만 고방은 정확하게 병독을 공략하는 치료 방법이기 때문에 병독이 완전히 물러날 때까지 약을 강력하게 사용할 수 있습니다. 또한 병이 완고한 상태의 환자에게는 약을 더 많이 복용하게 해 병을 물리치기도 합니다. 병이 강력하면 약도 강력해야 하기 때문인데 이는 치료 효과를 검증할 수 있는 처방을 사용했을 때에만 가능한 일입니다.

결국 고방의 역할은 병독을 몸 밖으로 배출시키는 것입니다. 치료약으로서의 한약은 몸속을 청소해주는 역할을 합니다. 그래서 결국 환자의 몸에서 음식이 제 역할을 할 수 있도록 만듭니다. 약이 병을 공격해 음식이 몸을 기를 수 있게 하는 것입니다. 음식이 독이 되는 상태가 바로 병입니다. 한약으로 병독을 제거해 혈액순환과 신진대사를 정상으로 되돌립니다. 그러면 몸속 구석구석 당분이 잘 공급되어 혈당이 상승할 이유가 사라집니다. 고방은 이런 과정을 통해서 당뇨를 완치시킵니다.

고방으로 치료를 하면, 의사는 정확한 처방을 찾는 것만 하면 되고, 환자는 약만 열심히 복용하면 됩니다. 생활 관리, 음식 조절, 금기 사항 등 환자들이 지켜야 할 자잘한 주의 사항들도 줄어듭니다. 간혹 잠도 어떻게 자라고 말하는 의사가 있습니다. 이처럼 환자에게 요구 사항이 많다 보면 결과가 좋지 않을 때 환자 탓을 할 수밖에 없습니다. 하지만 고방은 그렇지 않습니다. 환자는 열심히 약만 복용하면 됩니다. 그리고 명현반응이 나올 때 잘 견뎌주기만 하면 됩니다(명현반응에 대해서는 이후에 보다 자세히 설명하겠습니다).

당뇨 치료에 쓰이는 한약재

앞서 당뇨의 원인이 다양하다는 이야기를 충분히 드렸기에 당뇨 치료에 어느 어느 한약재가 좋다는 식으로 집어서 말하는 것은 큰 의미가 없다는 것 또한 공감하리라 생각합니다. 당뇨 치료약은 혈당이 상승하게 된 근본 원인에 따라 처방이 달라집니다. 하지만 여기에서는 독자들의 이해를 돕기 위해 대표적인 당뇨의 유형을 예로 들어 설명해보겠습니다.

진짜 당뇨의 증상에 속하는 소갈병(갈증이 많이 나고 물을 많이 먹는 증상)에 가장 많이 쓰이는 처방으로는 백호탕(白虎湯)이 유명합니다. 주로 석고(石膏), 지모(知母), 감초(甘草), 갱미(粳米)라는 약재로 구성되어 있는데, 백호탕은 주로 번갈(煩渴)로 인한 갈증을 풀어주는 처방입니다. 번갈이란 마음이 괴롭고 갈증이 있다는 뜻입니다. 주로 정서적으로 스트레스를 받게 되면 갈증이 심해지는 환자에게 많이 사용합니다. 여기에 계지(桂枝)를 더하면 백호가계지탕(白虎加桂枝湯)이 되어서 상충(上衝 - 기·혈·화 등이 거꾸로 치밀어 오르는 현상. 아랫배에서 기가 거꾸로 치받아 오르는 것이 마치 돼지가 뛰어 노는 것과 비슷하다고 해서 분돈(奔豚)이라고도 함)을 잘 치료할 수 있고, 인삼을 가하면 백호가인삼탕(白虎加人蔘湯)이 되어서 심하비경(心下痞硬) 즉 명치 주위가 답답하고 단단하게 뭉치는 증상을 치료하는 처방이 됩니다. 이렇게 병독이 있는 곳에 따라 약재 하나를 더하기도 하고 빼기도 하며 전혀 다른 치료약이 처방됩니다.

가짜 당뇨는 앞서 기저 질환이 오래되어 혈당수치가 상승한 경우라고 설명했습니다. 그래서 병독의 위치에 따라 각각 다른 처방을 쓰기 때문에 몇 가지의 처방으로 국한해 말하기는 어렵습니다. 다만 가장 많이 사용되는 처방을 하나 예로 들어보면 대시호탕(大柴胡湯)이라는 것이 있습니다. 이 처방은 시호(柴胡), 황금(黃芩), 작약(芍藥), 대황(大黃), 지실(枳實), 반하(半夏)라는 약재들로 구성되어 있는 처방으로, 병독이 흉협부(가슴과 옆구리)와 상복부(윗배)에 위치합니다. 일명 갱년기 증상이라고 하는 한열왕래(寒熱往來), 흉협고만(胸脇苦滿), 복만(腹滿), 구련(拘攣), 즉 열이 오르락내리락하거나 더운 곳에 가면 금방 더워지고 추운 곳에 가면 금방 추워지고, 가슴과 옆구리가 괴롭고 그득 찬 느낌이 있어서 꽉 끼는 속옷이 싫고, 여성의 경우 집에 가면 바로 속옷을 풀어 헤치는 분들이 많습니다. 그리고 조금만 뭘 먹으면 윗배가 빵빵해지고, 변비가 있으며, 속 쓰림이 약간 있는 분도 있지만, 식욕은 왕성한 편이고, 어깨 근육이 많이 뭉쳐 있고, 종아리 근육 등에 쥐가 잘 나는 경우가 많습니다. 이는 음식의 독이 대변으로 잘 배출되지 않아서 생긴 문제로, 병원 검사를 하면 대장 용종이 발견되기도 합니다.

이런 환자가 대시호탕을 복용하면 대변을 많이 보고, 특히 가슴과 옆구리의 병독과 윗배의 병독이 대변으로 잘 빠져나가면서 복부의 가스도 잘 배출됩니다. 근육의 독이 대변으로 잘 빠져나가 어깨 근육부터 풀어지면서 몸이 가벼워지고 근육에 쥐가 나지 않게 됩니다. 실제 이 처방으로 당뇨가 완치되고, 눈이 침침하다가 잘 보이게 된 환자도 있습니다. 두통을 수십 년째 달고 살았던 한 부인은 이 처방을 통해 남편이 더 좋아한다고 할 정도로 건강이 호전되었습니다. 저는 이 약으로 당뇨를 오래 앓고 있는 환자들을 많이 치료하고 있습니다.

그밖에 2,000년 전에 사용되었던 모든 고방이 당뇨에 활용될 수 있습니다. 그만큼 환자들의 원인 질환이 다양하기 때문입니다. 그래서 하나의 약으로 당뇨를 치료하거나 당뇨에 좋은 음식, 약재를 찾는 것은 무의미합니다. 아는 사람이 당뇨가 있었는데 무엇으로 좋아졌다고 해서 그 약재나 방법을 무조건 따라 해서도 안 됩니다. 누군가의 당뇨에 잘 맞았던 약재나 방법이 자신에게도 맞을 확률은 상당히 적기 때문입니다. 다시 말해 자신의 기저 질환을 찾고 자신의 병에 맞는 처방을 찾아서 병독을 배출시키는 것이 무엇보다 중요합니다. 어떤 하나의 음식이나 약재가 그 병에 걸린 모든 사람을, 각자 다른 특성을 갖고 있는 사람을 모두 건강하게 만든다는 것이 가능한 일일까요? 그런 말은 관련 기업이나 제약회사에서나 하는 말입니다. 물론 그렇게 일률적인 처치로 치료할 수 있는 질병도 있습니다. 그런 질병은 대부분 외부에 발병 원인이 있는 기생충, 세균, 바이러스에 의한 질환 정도입니다. 이와 반대로 몸속에서 생긴 질병은 다양한 원인으로 발생할 수밖에 없습니다. 그래서 처방도 다양할 수밖에 없는 것입니다. 그러니 가장 먼저 자신의 상태에 맞는 약을 처방해줄 한의사를 찾아가야 합니다. 한의사는 자신의 상태를 진단한 후 수많은 처방 중 가장 적합한 처방을 찾아줄 뿐만 아니라 병독이 여러 군데에 자리를 잡고 있으면 처방을 2~3가지 섞어 사용하기도 하면서 내게 꼭 맞는 치료법을 제안할 것입니다.

한약 복용 후 나타나는
5가지 증상

많은 분들이 한약 복용 후 어떤 변화가 찾아올지 궁금해합니다. 이제 당뇨 치료를 위해 한약 복용을 할 경우 경험하게 되는 5가지 증상에 대해 이야기해보겠습니다.

● 명현반응이 있는 경우

한약 복용 후 나타나는 반응 중 가장 많은 사람들이 오해하는 과정이 바로 명현반응입니다. 명현반응에서 '명현(瞑眩)'이란 눈이 어둡다 혹은 침침하다는 뜻의 명(瞑) 그리고 어지럽다 혹은 아찔하다는 뜻의 현(眩), 이 두 자를 합친 말로, 한약을 복용한 후 병이 치유되는 과정에서 예기치 않게 일시적으로 증세가 나빠지는 것을 말합니다. 생각하지 못한 증상이 나타나니 환자 입장에서는 당황스러울 수 있지만 결국 완쾌되어가는 과정에서 겪는 일이니 크게 걱정하지 않아도 됩니다. 공자는 《서경(書經)》에서 "만약 약을 먹고 명현반응이 없으면 궐질(厥疾 – 사람을 쓰러뜨리는 큰 병)에서 낫지 못한다(若藥不瞑眩, 厥疾不瘳)."고 했습니다. 오래된 병은 대개 극복하기가 힘든데, 그 질병을 치료하는 과정에서 명현반응이 나타날 수밖에 없다는 의미입니다. 명현에 대한 또 다른 기록 중 "약도 독이고, 병도 독이다. 약독이 병독을 공격할 때 명현이 생긴다."라는 말도 있습니다. 실제 임상을 해보면 같은 약을 처방해도 사람마다 명현반응이 다르게 나타나는데 그 이유를 설명한 문헌은 찾을 수가 없었습니다. 하지만 분명한 것은 명현반응을 거치면서 병세가 호전된다는 것입니다.

그렇다면 부작용과 명현반응은 어떻게 구분할 수 있을까요? 저는 복진(腹診)을 통해 이 2가지를 구분합니다. 그래서 복진이 참 중요합니다. 일반적으로 병독의 위치를 찾을 때 복진을 하는데, 환자가 한약을 먹기 시작하면 환자의 복부나 가슴의 모습이 바뀌기 때문에 복진을 해보아야 나타난 변화가 부작용인지 아니면 명현반응인지 구분할 수 있습니다. 그러나 맥진(脈診)으로는 환자에게 처방을 내리거나 몸의 변화를 정확히 인지하는 데 한계가 있습니다(또한 저는 맥진을 통해 명현반응을 감별한다는 내용의 문헌은 보지 못했습니다). 일반적으로 제가 지금까지 환자를 대하면서 경험한 명현반응은 다음과 같습니다.

- 어지럽다.

- 메스껍거나 토한다.

- 땀이 흠뻑 난다.

- 몸살이 난다.

- 설사를 한다.

- 낮에는 몸이 가벼운데 밤에 많이 아프면서, 옛날에 앓았던 모든 증상이 순서대로 나온다(가장 최근에 앓았던 증상이 다시 시작되는 데, 어렸을 때 겪었던 증상까지 나오면 보통 끝난다).

- 잘 복용하던 약을 먹기 힘들다.

- 피부에 갑자기 종기가 생기거나 피부병이 심해진다.

- 졸립고 나른하다. 계속 잠만 자고 싶다.

- 물을 많이 토한다.

Tip

명현반응, 건강을 되찾기 위해 한 번쯤 거치는 과정

명현반응이 나타나면 환자도 의사도 힘들어집니다. 가장 안타까운 경우는 명현반응이 생겨 지금껏 잘 되고 있던 치료까지 의심해 치료를 중단하는 때입니다. 그래서 여기에서는 당뇨뿐만 아니라 다른 여러 질병을 치료하는 과정에서 제가 직접 목격했던 다양한 종류의 명현반응을 소개합니다.

1 천식이 6개월 이상 호전되지 않아 치료를 받으러 온 어린 여자아이의 경우입니다. 복진을 하니 상복부가 병독으로 막혀 호흡기에 영향을 준 것으로 진단되어 대변으로 병독을 배출하는 처방을 투여하니 당장 아이의 컨디션이 매우 좋아졌습니다. 그런데 이주일 정도 후부터 아이의 온몸에 담뱃불로 지진 것 같은 모양의, 진물을 동반한 포진이 나타나기 시작했습니다. 그러자 아이의 할머니부터 온 가족이 진료실로 찾아와 으름장을 놓았습니다. 한약을 먹고 생긴 부작용이니 당장 책임지라는 것입니다. 여러 가지 생각이 들었지만 천천히 아이를 다시 복진했습니다. 그런데 아이의 배 속에서 병독이 사라지고 있었습니다. 저는 그 가족들을 모두 모아놓고 두 시간이나 걸려 겨우 설득을 했습니다. 그래서 한약을 오히려 두 배 정도 더 많이 먹게 했습니다. 제가 가족들을 설득할 수 있었던 논리는 다음의 2가지입니다. 첫 번째, 만약 이것이 한약의 부작용이라면 애초에 아이의 몸이 좋아질 수 없다는 점입니다. 처음에는 약을 복용하니 호흡을 비롯해 전반적으로 컨디션이 좋아졌는데, 이는 한약이 정확하게 병을 공격했기 때문이라는 것입니다. 두 번째는 한약이 아이 몸속에 들어가 복부에 쌓인 병독을 대변으로 배출시키는데 병이 항문에서 가장 먼 피부로 도망간 것이니 이것은 대변으로 계속 병독을 배출시키면 자연히 좋아질 것이라고 설명했습니다. 만약 제가 땀을 내는 약을 투여해 아이의 피부에 문제가 생긴 것이라면 처방을 바꿔야 하겠지만 대변으로 병독을 배출시키는 약을 처방했는데 왜 피부에 이런 증상

이 나타나겠느냐는 것이죠.

결국 아이는 처음 복용하던 한약 용량을 두 배 늘려 먹기 시작한 지 일주일 만에 병이 완치되었습니다. 아이를 가장 먼저 병원으로 데려왔던 할머니가 찾아오셨습니다. 그러면서 처음 당신 손주 피부에 이상한 증상이 나타났을 때는 자식들에게 너무 미안해 쥐구멍에라도 들어가고 싶었는데 이렇게 병이 씻은 듯 다 낫게 되니 너무 고맙고, 아이도 성격이 순해져 정말 좋다면서 감사 인사를 하고 가셨습니다. 할머니는 물론 가족들 모두가 얼마나 난처하고 놀랐을지 미루어 짐작이 갔습니다. 저 역시 할머니도 가족들도 모두 고생이 많으셨다고 위로해드렸습니다. 명현반응은 이렇게나 많은 사람들을 힘들게 합니다.

2　뒷목이 뻐근해서 몇 년을 고개를 돌리지도, 뒤를 돌아보지도 못한 40대 여자 환자가 내원한 적이 있습니다. 환자는 이전에 다른 한방병원에 2주 이상 입원하며 추나요법을 해봤지만 효과를 보지 못했다고 했습니다. 환자는 자신의 목을 치료하려고 안 다녀본 곳이 없다고 했습니다. 일단 진료를 해보니 환자의 뒷목에 병독이 쌓이다가 호흡기와 척추를 따라 피부와 근육까지 병독이 침범해 생긴 병이었습니다. 따라서 추나요법으로 치료할 병이 아니고 몸속의 문제 즉 몸속에서 만들어진 속병부터 치료해야 한다고 판단해 한약을 투여했습니다. 그런데 한약을 복용한 지 얼마 지나지 않아 갑자기 환자의 무릎 밑이 벌겋게 붓고 가려워지기 시작했습니다. 마치 봉와직염(진피와 피하에 급성으로 생기는 화농성 염증)이 심하게 생긴 사람처럼

말입니다. 부기가 얼마나 심한지, 평소에 신고 다니던 슬리퍼가 발가락과 발등 사이에 걸릴 정도였습니다.

저는 환자에게 혹시 어렸을 때 피부에 두드러기가 있었는지 물었습니다. 그랬더니 어렸을 때 두드러기가 자주 심하게 올라왔는데 중학교 2학년 정도부터는 두드러기가 사라지고 목을 자주 삐끗했다고 했습니다. 이에 저는 한약을 먹고 병이 치료되는 과정에서 어렸을 때 앓았던 병의 증세가 다시 나오는 것이니 걱정하지 말고 한약의 복용량을 두 배로 더 늘리라고 했습니다. 다행히 환자가 잘 따라 주었습니다.

이후 환자는 목이 조금씩 돌아간다며 정말 즐거워했습니다. 그리고 며칠 지나 환자가 아침에 잠에서 깨어나 보니 그렇게 심하게 부어 올라와 있던 장딴지의 부종과 발적, 가려움이 동시에 사라져 있었습니다. 그리고 동시에 목이 정상적으로 움직이며 완치가 되었습니다. 기뻐서 어쩔 줄 몰라 하던 환자의 모습이 아직도 생생합니다.

3 사경(斜頸 – 목이 한쪽으로 기우는 병)을 교정하고자 내원했던 환자가 있었습니다. 사경증은 추나요법으로도 치료가 잘 되지 않는 고약한 질병입니다. 환자에게 추나요법만이 아닌 한약 치료가 필요한 이유를 설명했습니다. 그렇게 환자는 한약을 두 달쯤 복용하던 어느 날, 잔뜩 화난 표정으로 진료실에 찾아왔습니다. 전날 저녁, 잠을 자다가 밤새 배가 끊어질듯 아파서 죽을 것만 같았다는 것입니다. 이것이 모두 한약을 먹고 생긴 증상이니 책임을 지라고도 했습니다. 그런데 환자를 살펴보니 기울어져 있던 목이 정상이 되어 있었습니

다! 그래서 사진을 찍어 보여주며 물었습니다. 어렸을 때 배가 아팠던 적이 있었냐고 말입니다. 그러자 환자는 어려서 복막염으로 죽을 뻔한 적이 있다고 하더군요. 환자가 복용한 약은 대변으로 병독을 배출시키는 것이었습니다. 그 약을 먹고 어릴 적 장이 유착되었던 부분이 찢어지는 통증과 함께 풀리면서 몸의 근막이 비틀려 있던 것도 제대로 돌아온 것입니다.

이외에도 원인을 알 수 없이 몇 년째 실명이 되어가고 있는 환자에게 가슴에 쌓인 병독을 제거하는 한약을 먹게 했더니 숨이 쉬어지지 않아 응급실에 가서 산소 호흡기를 꽂고 잠들었다가 다음 날 눈이 정상으로 회복된 경우도 있었습니다. 이처럼 명현반응은 참으로 놀랍고도 다양합니다. 부디 많은 분들이 명현반응에 좌절하지 않고 꾸준히 치료를 이어가기 바랍니다.

부작용이 있는 경우

일반적인 한약의 부작용은 보통 소화 장애나 복부 팽만, 비정상적 체중 증가, 증상 악화, 부종, 속 쓰림, 대소변 이상 등으로 나타납니다. 그 밖에 무기력증, 피로, 졸음, 몸살, 피부 트러블 등도 나타날 수 있습니다. 한마디로 명현반응과 증상이 매우 유사합니다.

사실 한약을 복용하면서 나타나는 부작용은 너무 크게 걱정하지 않아도 됩니다. 만약 한약이 자신에게 맞지 않으면 먼저 가벼운 불편감부터 느끼기 시작하므로 대부분의 경우 부작용을 쉽게 발견할 수 있기 때문입니다. 또한 대부분의 부작용이 병의 뿌리가 아닌 다른 곳을 청소하는 약재로 인한 것이기에 환자가 느낀 불편함을 통해 병독의 위치를 더 정확하게 찾을 수 있는, 일종의 검사 과정과도 같은 역할을 합니다. 대만과 일본의 통계를 보면, 한약을 먹고 부작용이 생기는 경우는 7% 이하입니다.* 이는 항생제 하나의 부작용 사례가 14% 정도에 달하는 것에 비하면 훨씬 낮은 수준입니다. 따라서 제대로 교육받은 한의사에게 한약을 처방받으면 부작용이 나타날 확률은 그리 높지 않습니다.

한약의 원료는 자연에서 채취한 것입니다. 그래서 한약 치료는 자연요법이라고 합니다. 그만큼 한약은 화학물질에 비해 안전하다고 할 수 있습니다. 또한 한약은 주로 몸에 쌓인 병독을 치료하는 역할을 하는 약재들로 구성되어 있기 때문에 만약 부작용이 나타난다면 병독이 뿌리를 내린 곳이 아닌 다른 부분을 청소하는 약재가 들어갔을 때입니다. 따라서 한약 복용 후 몸에 불편하다는 느낌이 나타나면 진료를 담당했던 한의사에게 요청해 즉시 그 불편함의 원인을 파악하고 처방을 바꾸거나 기존 처방에 일부 약재를 더하거나 빼도록 해 부작용을 쉽게 해결할 수 있습니다.

한약을 복용하다가 이상 증상이 나타나면 곧바로 한의사를 찾는

*강남구 한의사보 2011년 11월호

것이 현명합니다. 이때 중요한 것은 명현반응과 부작용의 구분이 복진을 통해서만 가능하다는 점입니다. 복진 결과 몸속 병독이 가벼워졌다면 조금 고통스럽더라도 명현반응이라 여기고 한약을 더 열심히 복용하면 곧 좋아집니다.

최근 한약의 부작용을 성분 위주로 검사하려는 시도가 있습니다. 경우에 따라서는 독성물질을 찾을 수도 있지만, 대부분의 경우 한약에 대한 오해를 빚을 소지가 크기에 참 안타깝습니다. 한약에 포함된 약재 중 어느 것이 부작용을 일으켰는지 모호할 뿐더러, 환자에게 나타난 증상이 부작용인지 명현반응인지는 단순히 한약의 성분만 분석한다고 해서 판가름할 수 없기 때문입니다. 제대로 고방을 공부하지 않고 보약만 처방하는 한의사나 일반인, 특히 서양 의학을 전공한 의사들은 부작용과 명현반응을 구분할 수 없습니다. 예를 들어 인삼 하나만 해도 현대 과학의 수준으로는 그 안에 들어 있는 성분 전체를 제대로 파악할 수 없습니다. 그리고 사실 약재에 든 성분 그 자체보다 약재의 성질이 중요합니다. 예를 들어 한 사람을 성분으로 따진다고 할 때 그것으로 한 사람의 특성을 다 파악할 수 있을까요? 생명체란 그렇게 간단한 존재가 아닙니다. 똑같은 사람이라도 누구를 만나면 일을 더 잘하고, 또 누구를 만나면 스트레스를 받는 것처럼 하나의 약재라 하더라도 그 약재가 어떤 약재를 만나는지에 따라 각기 다른 상호작용을 하게 됩니다. 따라서 한약을 단편적인 성분 분석만으로 판가름할 수 없습니다.

한의학은 정말 어려운 학문입니다. 더군다나 큰 질병을 앓고 있는 환자들에게는 사소한 부작용도 큰 화로 이어질 수 있기 때문에 더더욱 명의가 필요합니다. 아쉽게도 우리나라는 역사상 한의학적 임상 사례를 충분히 축적하기 어려웠기에 중국과 일본의 경험을 빌릴 수밖에 없는 상황입니다. 이런 이유로 저는 검증 가능하고 사용 경험이 오래 누적된 고방을 위주로 치료하고 있습니다. 고방 즉 2,000년의 역사를 갖고 있는 처방은 역사의 검증을 받은 것이기에, 또한 복진을 통해 명현반응과 부작용을 판단할 수 있기에 신뢰할 수 있고 의사도 환자도 안심할 수 있는 치료법입니다.

명현반응이든 부작용이든 병을 치료하는 과정에서 예상하지 못했던 증상들이 나타나면 환자는 많이 힘들고 마음도 불안합니다. 그러한 환자의 괴로움을 잘 이해하기에 한의사는 항상 노심초사할 수밖에 없습니다. 하지만 다행인 것은 부작용이면 병이 더 깊은 곳에 있는 것이니 한약 처방을 바꾸면 되고, 명현반응이면 약을 더 많이 복용해 치료에 박차를 가하면 된다는 사실입니다. 치료가 늘 환자와 의사가 바라는 대로 순탄히 진행되는 것만은 아니기에, 환자와 의사의 신뢰와 소통이 참으로 중요합니다.

변화가 나타나지 않는 경우

어찌 보면 한약을 복용하면서 가장 황당한 경우가 바로 아무 변화가 나타나지 않는 경우입니다. 환자 입장에서는 비싼 비용을 지불하고 한약을 처방받아 열심히 복용했는데 아무것도 바뀌지 않으니 참으로 답답할 노릇입니다. 그런데 제 경험에 따르면 이렇게 반응이 없는 경우 대부분 한약의 복용량을 늘리면 건강이 더 좋아질 확률이 높았습니다. 요시마스 토도의 임상례를 보면 이런 기록이 있습니다. 제자가 스승에게 물었습니다. "선생님 저 여자 환자는 수개월간 같은 약을 계속 복용했는데 병세가 조금도 나아지지 않았습니다. 그런데 왜 선생님은 계속 같은 약을 먹으라 하십니까?" 그러자 스승이 답했습니다. "그 약이 환자의 병에 꼭 필요한 것이 아닌데 내가 왜 계속 그 약을 복용하라 하겠느냐? 약이 정확하게 공격하고 있는데 병이 곰처럼 움직이지 않으니 어쩔 수 없는 것이다. 계속 약을 복용하면 언젠가 크게 명현반응이 생기면서 나을 것이다." 시간이 얼마 흐른 후 그 환자는 심하게 물을 토하고 씻은 듯이 나았습니다. 이처럼 한약을 먹고도 아무런 반응이 나타나지 않는다면 한약이 잘못되어서라기보다 처방은 정확한데 병의 힘이 워낙 강력해 당장 큰 반응이 눈에 드러나지 않는 것이라고 보아야 합니다. 약은 독합니다. 독한 약이 몸에 들어갔는데 아무 반응이 없다는 것은 이와 같은 해석이 아니면 이해하기 힘듭니다. 약이 몸속에 들어가면 좋아지거나 나빠지는 2가지 경우 외에는 있을 수 없습니다. 따라서 아무 반응이 없다는 것은 병이 강력해서 한약의 효과가 당장 드러나지 않고 있는 것으로 해석해야 합니다.

몸이 좋아지는 경우

한약을 복용한 후부터 몸이 가볍고 상쾌해지면서 불편하던 증상이 사라지면 환자들은 금방이라도 몸이 나을 것 같은 기쁜 마음에 한약도 더욱 열심히 복용하고 치료를 잘 따릅니다. 하지만 이러한 때라도 환자와 한의사 모두 너무 좋아하지 말아야 합니다. 좋아지는 과정 뒤에는 대개 명현반응이 뒤따르거나, 병과 치열한 전투를 벌여야 하는 힘든 과정이 기다리고 있으니 말입니다. 몸이 그렇게나 좋아지다가 갑자기 심한 몸살이 들거나, 피부에 물집이 생기거나, 구토를 심하게 하거나, 설사를 심하게 하는 등 갖가지 희한한 증상이 생깁니다. 그러니 몸이 좋아지고 있을 때에도 명현반응 혹은 병과 약이 제대로 전투를 한번 치르게 될 것에 대비해야 합니다. 명현반응은 몸이 건강을 되찾는 과정에서 반드시 넘어야 할 산입니다. 그러니 긍정적인 마음으로 늘 몸 상태를 관찰하며 신중하게 기다려야 합니다.

몸이 좋아졌으니 이제 한약 복용을 중지하겠다는 환자들이 정말 많습니다. 몸을 괴롭히던 증상이 사라졌으니 병도 없어졌다고 생각하는 것입니다. 그러나 대부분의 경우 안타깝게도 시간이 흐르면서 병이 재발합니다. 그러면 그 화살이 한의사에게 날아옵니다. 한약도 먹을 때뿐이라면서요. 하지만 이렇게 누군가에게 원망의 화살을 돌리기 전에 스스로 자신의 병에 대해 냉정해질 필요가 있습니다. 특히 환자가 의사가 되어 자신의 병을 판단하는 것은 지극히 위험합니다. 병이 나았는지 아닌지는 자신을 담당한 한의사에게 판단을 맡기는 것이 현명합니다. 또한 병이 완치되기 전에 생기는 명현반응을 경험하지도 않고 치료를 끝내버리는 우를 범하지 말아야 합니다. 복진을 해보면 병독이 아직 그대로 남아 있는데 환자가 임의로 판단해 병이 다 나았으니 한약도 그만 먹겠다고 하면 도와줄 수 있는 방법이 없습니다.

한약을 먹고 몸이 좋아지는 것에 대해 저는 이렇게 설명하곤 합니다. 갑자기 약이 들어가서 공격을 하자 몸속에 있던 병독이 숨을 죽이고 가만히 있는 것이라고요. 이는 마치 골목을 활보하던 깡패가 경찰을 보고 숨죽인 듯 조용히 있는 것과 같습니다. 그러니 마치 몸에서 병이 사라진 것처럼 느껴지지만, 그렇다고 병독이 몸 밖으로 배출된 것이 아니라면 공격을 멈추지 말아야 합니다. 그러면 결국 병이 약에 맞서 대응을 하는 순간이 오고 그때 명현반응이 나타납니다. 따라서 복진을 했을 때 병독이 몸속에서 완전히 사라졌음을 확인할 수 있어야 비로소 완치되었다고 할 수 있습니다. 그러니 병세가 호전되었다고 해도 병독이 남아 있다면 계속 한약을 복용해야 합니다.

한방 치료는 몸 전체를 건강하게 만드는 과정입니다. 치료 과정에서 어떤 불편한 증상이 나타난다고 해도 결국 건강은 좋아지게 되어 있습니다. 다만 건강을 찾는 과정이 생각처럼 쉽게, 몇 달로 끝나지 않을 수 있습니다. 일본과 중국의 명의들의 임상 기록을 살펴보면 특히 당뇨와 같은 만성적인 병의 경우 몇 년씩 한약을 먹고 완치에 도달했다는 기록이 수없이 많습니다. 안타깝게도 우리나라에는 이러한 임상 기록이 없습니다(역사적으로 제자들이 수천 명씩 따라다녔던 명의도 없고요). 그래서인지 한방 치료를 신뢰하지 않거나 가벼이 여기고 만병통치약, 특효약, 특수 치료, 최첨단 치료만을 신뢰하는 사람들이 많은 것인지도 모르겠습니다. 그것이 오늘날 우리 한의학계의 현주소이기도 하겠죠. 하지만 꾸준히 노력하면 결국 이런 점도 바뀔 수 있으리라 생각합니다. 그 시작은 의사와 환자가 서로를 신뢰하며 합심해 꾸준히 치료하는 것입니다.

Tip

자기 몸은 자기가 안다고 주장하는 사람에게는 명의도 소용없다

실제 이런 경우가 있었습니다. 건선으로 수년간 병원에 다니던 환자가 내원했습니다. 소변으로 독이 배출되지 못해 생긴 병이라 판단해 이에 맞춰 한약 치료를 시작했습니다. 그리고 이내 건선이 완전히 좋아졌습니다. 하지만 복진을 해보니 여전히 병독이 남아 있었습니다. 하지만 환자는 한약을 더 열심히 먹어야 한다는 말에 "다 나았는데 약을 팔려고 하십니까?" 하면서 도망가버렸습니다. 일 년쯤 후 우연히 그 환자에게 전화를 드렸습니다. 그때 병독 배출이 다 안 되었는데 이제 상태가 어떤지 물었습니다. 다음 날 아침, 그 환자가 진료 번호 1번으로 찾아왔습니다. 그간 건선이 재발해 고민이었다면서요. 우선 예전에 투약했던 그 약을 그대로 처방해보았습니다. 하지만 효과가 없었습니다. 복진해보니 병독이 더 깊이, 혈관까지 들어가버린 상태였습니다. 한약이 들어올 것에 대비해 병이 더 깊어진 것입니다. 처방을 변경해 수개월 동안 한약을 복용시키며 치료를 지속하자 증상이 많이 좋아졌고 복진에서도 병독이 많이 줄어든 것이 보였습니다. 하지만 아직 금속 알레르기가 여전하고 병독도 약간 남아 있었습니다. 저는 환자에게 아직 한약을 더 복용해야 한다고 말했지만 이번에도 환자는 금속 알레르기는 치료하지 않아도 된다며 스스로 치료를 중단했습니다. 그 후에는 저도 환자에게 따로 연락을 하지 않았습니다. 병을 치료하는 것은 건강해지는 것이지 증상을 없애는 것이 아님에도 불구하고 환자 스스로 이를 판단해 치료를 섣불리 중단하면 참 안타깝습니다. 하지만 그 역시 제 힘으로는 어쩔 수 없는 일이기도 합니다. 자기 몸은 자기가 안다고 주장하는 사람에게는 그 어떤 명의도 소용이 없는 것입니다.

경찰이 들이닥쳤을 때 강도의 반응과도 같은 한약 복용 후 반응

환자의 몸을 집이라고 하고 병독을 집 한 귀퉁이에 자리 잡고 집 주인을 괴롭히는 강도, 경찰은 한약이라고 가정해봅시다. 그러면 앞서 살펴본 한약 복용 후 반응을 다음과 같이 비유해볼 수 있습니다.

1. 강도가 경찰에게 대든다.

처음에는 치료가 잘 되는 것 같던 몸이 갑자기 괴롭고 힘들어지며 몸살을 비롯해 과거 아팠던 증상이 모두 나타납니다. 그야말로 경찰과 강도가 집 안에서 한바탕 싸움을 하는 것과 같습니다. 이런 현상은 약에 병이 응하는 경우로 해석할 수 있습니다. 집 안의 물건이 부서지고 난장판이 되듯이 온몸이 황폐해지고 힘들어지기도 합니다. 하지만 이럴수록 경찰 병력을 늘려 더 압박해야 강도를 완전히 저지할 수 있습니다. 그러니 절대로 이때 경찰 철수, 즉 한약 복용 중단을 선택하면 안 됩니다.

2. 강도가 경찰을 피해 집 안 여기저기로 도망 다닌다.

병독을 대변으로 배출하는 약을 복용했는데 몸의 위쪽이나 항문에서 가장 먼 피부에 이상 증상이 나타나는 경우가 있습니다. 이는 병독이 경찰을 피해 자기가 끌려 나가야 할 문에서 가장 멀리 떨어진 깊은 곳으로 도망가는 것과 같습니다. 또한 이것은 굴뚝 안에 강도가 있는데 발판을 없애버려 밑으로 빠져나오게 하니 강도가 굴뚝 위로 도망가려는 것과 같습니다. 하지만 이런 현상은 오래가지 못합니다. 병독은 얼마 버티지 못하고 결국 몸 밖으로 빠져나가게 됩니다.

3. 강도가 경찰을 다른 곳으로 유인한다.

강도가 자신이 머무르던 곳이 아닌 다른 곳으로 옮겨 가 경찰을 유인하듯이 병독이 다른 곳에서 가짜 반응을 보냅니다. 이에 속은 경찰이 다른 곳을 공격하면 강도는 다시 원래 있던 곳으로 돌아갑니다. 마찬가지로 병독이 보내는 가짜 반응에 섣불리 처방을 바꾸면 병독이 원래 있던 곳으로 되돌아가며 완치가 힘들어집니다.

이는 한의사가 치료에 실패하는 가장 큰 이유 중 하나입니다. 저 역시 이 반응에 가장 많이 속았습니다. 또한 대부분의 환자들은 자신의 몸에서 이러한 반응이 나타나 한약 처방을 변경했다가 다시 원래의 처방으로 돌아가는 과정에 대한 이해가 부족한 편입니다. 이 과정에서 지불해야 하는 비용 역시 모두 한의사가 책임져야 한다고 생각하기도 하고요. 지금까지 제가 이런 과정을 거치면서도 치료를 지속할 수 있었던 것은 이와 관련된 모든 경제적 부담을 자처했기 때문입니다. 덕분에 환자들을 설득할 수는 있었지만 한의사로서는 여전히 힘든 부분입니다.

4. 강도가 경찰이 지나갈 때까지 조용히 숨어 있다.

한약 복용과 함께 병이 갑자기 사라진 듯이 보여 환자가 기뻐합니다. 하지만 강도를 완전히 쫓아내지 않은 상태에서 경찰이 돌아가버리면 다시 강도가 활개치고 다닙니다. 마찬가지로 한약으로 병독을 충분히 뿌리 뽑지 못하면 다시 병증이 나타납니다.

5. 강도가 경찰에게 잘못했다고 빈다.

병이 한약에 반응하면서 증상도 좋아지고 건강이 회복됩니다. 병독이 몸 밖으로 잘 배출되어서 복진 시 병독이 줄어든 것을 확인할 수 있습니다. 하지만 이때에도 경찰은 강도를 아예 없애려고 하기 때문에 언젠가는 경찰과 강도가 치열하게 싸우는 명현반응을 겪게 됩니다.

추나요법으로 체형부터
바로잡아라

몸을 피로하게 하는 주요 원인 중 하나가 비틀어진 체형입니다. 잘못된 생활 습관이나 질병, 교통사고, 수술 등으로 인해 체형이 틀어지는 경우가 많습니다. 다음은 일상에서 흔히 취하는 잘못된 생활 습관입니다. 지금 당뇨가 있는 분이라면 일상에서 자신이 반복하고 있는 사소하지만 잘못된 생활 습관이 있는지 한 번쯤 살펴보고 자신의 체형 불균형도 점검해보는 것이 좋습니다.

잘못된 생활 습관의 예	결과
한쪽으로 씹는다.	턱관절 장애.
한쪽 다리에 무게를 실어 오래 서 있는다(일명 짝다리).	발목, 무릎, 고관절, 골반의 좌우변위 ▶ 상체와 머리의 한쪽 기움.
다리를 꼬고 앉는다.	올라가는 다리의 고관절 외회전, 아래쪽 다리의 고관절 구축.
한쪽 엉덩이에만 체중을 실어 맨바닥에 앉는다.	골반의 변위, 척추 측만.

한쪽만 쳐다본다.	목이 한쪽으로 기울고, 눈동자가 한쪽으로 쏠린다(경추 1번 문제 발생).
스마트폰을 한쪽 손으로 들고 계속 쳐다본다.	거북목 증후군, 눈 쏠림에 의한 상부경추 문제.
한쪽 팔을 주로 쓰는 작업(톱질, 칼질 등)을 한다.	손목─하부경추─턱관절─고관절로 이어지는 변위 발생.
한쪽 어깨를 주로 쓰는 작업(망치질, 운동선수)을 많이 한다.	견관절─상부경추─요추─발목으로 이어지는 변위 발생.

특히 관절이나 척추를 수술하면 돌이킬 수 없는 체형 변화가 생기기 때문에 신중을 기해야 합니다. 관절 수술로 통증을 줄일 수는 있지만 수술 부위의 운동능력이 떨어져 상대적으로 다른 부위의 관절은 더 많이 움직이게 됩니다. 사실 근·골격계 질환의 문제는 통증 부위에 원인이 없는 경우가 많습니다. 그런데도 대부분의 병원에서 통증 부위를 집중 공략해 치료하는 우를 범하고 있습니다. 예를 들어 강아지의 한쪽 다리가 짧고 한쪽 다리가 길어 척추가 휜 것을 다리 길이는 맞춰주지 않고 허리가 휘면서 생긴 신경 문제나 디스크가 한쪽으로 밀려나간 것만 수술하는 식으로 치료하는 겁니다. 그렇게 근본 원인을 보지 않고 통증 부위의 문제에만 집중하다 보면 수술을 하더라도 이후 다른 곳에 또 다른 문제가 생길 수밖에 없습니다. 뿐만 아니라 수술로 인해 온몸의 관절 균형이 무너지며 원래의 위치를 벗어나니 2차적으로 엄청난 에너지 소모를 불러옵니다(이것이 장시간 누적되어 당뇨로 이어지는 경우도 상당히 많습니다).

따라서 신체의 불균형이 있을 때에는 평상시 생활을 할 때에도 열정적으로 너무 몸을 많이 움직이거나 무리를 하면 안 됩니다. 신체의 불균형이 있는 상태에서는 같은 움직임, 행동을 하더라도 그에 필요한 에너지 양이 정상적인 사람보다 훨씬 많기 때문입니다. 만약 신체 불균형이 있음에도 불구하고 왕성한 활동을 하고 있다면 다른 사람에 비해 많이 먹고 있을 확률이 높습니다. 많이 먹어야 힘을 더 많이 낼 수 있기 때문입니다. 이렇게 많이 먹고 많이 활동하다 보면 몸에 노화가 빨리 찾아옵니다. 그리고 혈당이 점점 더 많이 필요하게 되어 당뇨가 생길 확률도 높아집니다.

따라서 잘못된 자세로 생활하거나 신체의 한쪽을 주로 써서 작업하는 경우, 사고나 수술, 질병으로 몸에 불균형이 생긴 분들은 항상 자세를 바르게 하고, 무리한 운동을 삼가야 합니다. 같은 맥락에서 운동선수들 또한 늘 몸에 무리가 많이 가는 사람들이라고 볼 수 있습니다. 그래서 운동선수들의 수명이 오히려 일반인보다 짧은 경향도 있습니다. 자동차에 비유해 설명하자면 천천히 느긋하게 경제속도를 지키면서 운행하면 차 수명을 늘릴 수 있는데 과속을 많이 하고 무리한 주행을 자주 하면 결국 차량 수명이 줄어드는 것을 피할 수 없는 것과 같습니다.

몸을 바르게 만드는 치료법 중 한의사가 하는 수기요법을 추나요법이라고 합니다. 밀 추(推), 당길 나(拿) 자를 쓰는 추나요법은 체형을 올바르게 만들어 몸이 에너지를 덜 쓰게 만듭니다. 그러면 혈당이 올라가야 할 이유 또한 줄어들어 몸이 당분을 많이 필요로 하지 않아 건강해집니다. 실제 진료실에서 당뇨 환자나 난치병 환자들을 만나보면 체형이 비틀어진 경우가 대부분으로, 추나요법을 조금씩이라도 병행하게 됩니다. 추나요법에는 뼈를 소리 나게 해 교정하는 것부터, 운동을 하듯이 힘을 이용해서 소리 나지 않게 교정하는 기법, 신경근막을 움직여주고 마사지하듯이 풀어주는 기법, 머리뼈의 움직임 제한을 풀어주는 기법, 몸의 리듬을 회복시켜주는 기법, 인대자극 요법, 도인운동 요법 등 다양한 종류의 수기요법이 있으므로 추나요법을 전문으로 하는 한의원에서 적절한 치료를 받을 수 있습니다.

Tip

"나도 추나요법이 필요할까?"
간단한 체형 비틀림 판단법

방법 1 주변 사람에게 자신이 걷는 모습을 동영상으로 촬영해달라고 부탁합니다(뒷모습은 가능한 한 본인이 의식하지 못하고 있을 때가 좋습니다). 이후 다음 항목들을 점검해봅니다.

• **뒤에서 관찰할 때**

☐ 보폭이 비슷한가?

☐ 걸을 때 발의 높이가 비슷하게 올라가는가?

☐ 한쪽 발이 밖으로 돌아 나가지 않는가?

☐ 좌우 발의 땅에 닿는 부분이 같은가?

☐ 엉덩이가 중앙에 있는가?

☐ 팔을 흔드는 것이 비슷한가?

☐ 어깨 높이가 비슷한가?

☐ 양쪽 어깨 중심에 머리가 있는가?

☐ 머리가 양발 사이와 골반 중심 위에 있는가?

☐ 머리가 한쪽을 바라보고 있지 않은가?

☐ 양쪽 귀의 높이가 비슷한가?

• **앞에서 관찰할 때**

☐ 무릎 높이가 비슷하게 올라가며 걷는가?

☐ 양쪽 다리에 힘이 비슷하게 들어가고 있는가?

☐ 배꼽이 중앙에 있는가?

☐ 갈비뼈의 높이가 좌우 비슷한가?

☐ 가슴(유두)의 높이가 좌우 비슷한가?

☐ 가슴의 크기가 비슷한가?

☐ 팔을 비슷한 높이로 흔드는가?

☐ 목이 수직으로 서 있는가?

☐ 머리가 중심에 있는가?

☐ 얼굴이 대칭적인가?

※ 위의 사항을 관찰했을 때 여러 항목에서 좌우 차이가 발견되면 체형이 비틀어진 것입니다. 특히 일상 생활동작에 불편함이 있거나, 앉거나 눕거나 서거나

걸을 때 통증이 있으면 추나요법으로 치료받는 것이 좋습니다.

방법 2

□ 다리 길이: 천장을 똑바로 바라보고 누웠을 때 좌우 안쪽 복숭아
뼈의 위치가 같은가?

□ 고관절 위치: 4자다리가 잘 되는가?

□ 고관절 좌우 운동 범위: 다리를 붙인 채 똑바로 엎드려서 무릎을
구부리고 발을 최대한 벌렸을 때 좌우의 각도가 비슷한가?

※ 이외에도 옆구리 운동, 목을 좌우로 회전하기, 귀를 어깨에 닿게 하는 옆목
운동, 다리 벌리기, 고개 앞뒤로 숙이기, 어깨·팔꿈치·손목의 굴곡 및 회전
동작을 비교했을 때 좌우 차이가 많이 나면 체형 비틀림이 있는 것이므로, 전
문가의 도움을 받아 교정하는 것이 좋습니다.

밥이 보약이 될 때까지
치료하라

환자들 중 "얼마나 치료해야 나아요?"라고 묻는 분들이 많습니다. 시원하게 답을 드릴 수 있으면 좋겠지만, 사실 "모른다."가 정답일 때가 대부분입니다. 병에 대해 잘 몰라서가 아니라 잘 알기 때문에 그렇습니다. 그런데도 불구하고 이 "모른다."라는 말을 내뱉기가 참 힘듭니다. "모른다."라고 하면 진짜 이 병에 대해 모르는 엉터리 의사 취급을 받을까 봐 두렵기 때문입니다. 이와 관련해 다음과 같은 이야기가 있습니다. 옛날 중국의 명의 태창공(太倉公)은 사람의 생사를 미리 알 수 있는 것으로 유명했습니다. 하지만 사마천의 《사기열전(史記列傳)》 중 '편작창공열전(扁鵲倉公列傳)'에는 이렇게 기록되어 있습니다.

　　황상이 물었다. "병을 진찰하여 생사를 판단할 때마다 완벽하여 실수한 적이 없었소?" 순우의(태창공)가 대답했다. "신이 환자를 치료할 때는 반드시 먼저 맥을 짚어 본 뒤에 치료합니다. 맥이 순조로운 사람은 치료할 수 있고, 거스르는 사람은 치료할 수 없습니다. 신의 마음이 맥을 정밀하게 짚어 볼 수 없는 상태일 때에는 생사를 단정 짓는 일과 치료할 수 있는지를 살피는 데 때때로 실수도 합니다. 신도 완벽하게 하지는 못합니다."

이 일화에서처럼 태창공과 같은 명의도 미래에 대한 예측을 자신하지 못하는데 보통의 한의사들은 말해서 무엇하겠습니까? 많은 사람이 아는 것처럼 말하지만 사실 환자의 앞날에 대해서는 모르는 것이 진실임에 틀림없습니다. 명의 요시마스 토도 또한 이런 일화를 남겼습니다. 하루는 그가 동네 한의사들을 불러 모아놓고 이렇게 물었습니다. "여러분, 곧 죽을 것 같은 환자를 본 적이 있지요?" 그러자 한의사들이 당연히 그러하다고 대답했습니다. 그러자 그 명의가 되물었습니다. "그럼 그 환자들이 다 어떻게 되던가요? 모두 죽던가요?" 그러자 "죽은 자도 있고, 살아나는 자도 있었습니다."라는 대답이 돌아왔습니다. 그러자 토도가 말했습니다. "보시오. 바로 죽을 것 같은 환자의 미래도 모르는데 어찌 미래를 안다고 하는 거요." 그러면서 그는 의사가 미래를 예측할 때에는 오로지 자신의 명예를 위할 때뿐이라고 적고 있습니다. 예를 들어 병세가 위중한 환자에게 죽는다는 예측을 하고 환자를 살려내면 그 의사는 명의가 됩니다. 그래서 의사는 환자가 죽는다는 예측을 한다는 것이죠.

　요즘에는 유전자 검사를 통해 미래에 자신에게 찾아올 질병을 미리 예측한다고 합니다. 그러나 인간은 어떤 말을 듣는 순간 생각과 행동이 바뀝니다. 그래서 당시의 예측은 실제 미래와 맞지 않고 빗나가는 경우가 많습니다. 인류의 역사도 마찬가지입니다. 전쟁의 승패도 예측이 빗나간 경우가 얼마나 많습니까? 하물며 개인의 건강과 질병에 대한 예측이 정확히 맞아떨어지기란 아주 힘든 일입니다. 따라서 유전자를 살펴 앞으로 자신에게 다가올 질병을 예측하기는 매우 힘듭니다.

　교통사고와 같이 의도치 않은 사고에 의해 장애가 생기는 것을 한의학에서는 운명으로 받아들이고 질병으로 보지 않았습니다. 그 운명을 서양 의학이 현대 과학의 힘을 빌려 바꾸고 있으니 참으로 대단합니다. 그러나 자신의 생활 습관과 삶의 결과물로서 찾아온 질병에 대해서는 한의학적 치료가 상당히 과학적이고 체계적입니다. 그러니 병의 원인을 찾아 몸을 건강하게 바꾸는 과정이 한의학에 있다고 확신합니다. 결론적으로 미래에 대한 예측보다는 인간으로서 할 일을 다 하고 하늘의 뜻을 기다리는 진인사대천명(盡人事待天命)의 자세로 질병에 임하는 것이 좋습니다.

완치란 관리하지 않아도 건강한 상태

　앞서 말한 명의 태창공은 식의(食醫)의 시조로 추앙받

는 인물입니다. 그는 음양오행이론을 한의학에 끌어들여 명의로 기록되어 있지만, 질병을 치료하는 한의사들은 태창공 이후로 질병을 치료하는 의학의 도가 2,000년 동안 끊어졌다고 말합니다. 즉 보약을 만들어 음식과 약의 개념을 섞은 약식동원 이론이 이 태창공으로부터 유래되었기 때문입니다. 보약은 음식입니다. 음식을 보약으로 받아들이는 사람은 이미 건강한 사람입니다. 앞서 저는 음식과 물이 노폐물이 되어 몸속에 축적되는 것이 병이라고 했습니다. 그래서 병이 있는 사람이 병의 근본을 치료하지 않고 보약만 먹어서는 별 소용이 없습니다. 보약이 이미 약이 되지 못하는데 자꾸 보약만 먹어본들 병만 더 깊어질 뿐입니다. 보약은 좋은 음식과도 같습니다. 때문에 환자가 음식을 제대로 소화·흡수·배설하지 못하는 상태에서 보약을 먹으면 오히려 몸에 더 많은 노폐물을 쌓이게 할 뿐입니다. 따라서 난치병 환자들일수록 보약에 주의해야 합니다.

한의학은 이런 보약을 짓는 학문만 다루지 않습니다. 독한 약재를 사용하는 치료의학도 있습니다. 그래서 고대 의서를 보면 약을 약이라 하지 않고 '독품(毒品)'이라고 기록했습니다. 병도 독입니다. 그래서 질병을 치료하는 의사는 약독으로 병독과 싸움을 해서 이를 몸 밖으로 배출시키는 것에 주력합니다. 이런 치료 과정에는 특별한 음식은 피한다든지 하는 금기사항이 없습니다. 약이 음식을 이기지 못하면 약이 아니기 때문입니다.

한약으로 병독을 배출시켜 질병의 고통에서 벗어나면, 이후에는 음식이 몸을 건강하게 해줍니다. 그래서 저는 한의사란 몸속의 병독을 몸 밖으로 배출시키는 과정을 통해 질병을 치료해 밥이 보약이 되도록 만드는 사람이라고 주장합니다.

환자들 중에는 가끔 '완치'라는 말이 과장되었다고 말하는 분들이 있습니다. 제가 생각하는 완치는 진짜 건강해지는 것입니다. 음식이 몸을 기르게 되면 질병에 잘 걸리지 않습니다. 그래서 당뇨든, 아토피 피부염이든, 난치병이든 병독을 완전히 배출해주면 질병의 고통에서 벗어날 수 있습니다. 그 이후에는 음식이 알아서 몸을 길러주기에 굳이 한의원에 올 필요가 없습니다. 그 상태가 바로 '건강하다'라고 할 수 있는 때입니다. 하지만 당뇨에 걸렸다는 것은 온몸에 이미 병독이 상당히 많이 차 있는 상태라고 보아야 합니다. 따라서 몸속을 가득 메운 병독을 인내심을 가지고 끝까지 배출해서 음식이 보약이 될 때까지 열심히 치료해야 합니다.

4장

200

150

100

당뇨인이 알아두어야 할
건강 상식

당뇨에 좋다는 음식에
속지 말라

당뇨에 좋다는 음식이 참으로 많은 유혹을 합니다. 하지만 이에 속지 말아야 합니다. 당뇨가 생기는 이유는 앞에서도 말씀드렸듯이 피로가 원인입니다. 과거 참으로 가난했던 대한민국은 잘 먹고 잘 살기 위해 온 국민이 힘을 합쳤고 그 결과 선진국 바로 턱 밑까지 올라갈 만큼 경제적 성장을 이뤄냈습니다. 그런데 이러한 성과는 결코 공짜로 온 것이 아니지요. 자원도, 물자도 충분하지 않은 이 땅에서 오로지 국민들의 두뇌와 노력만으로 이처럼 성장하다 보니 그 흔적이 바로 우리 국민들의 몸에 쌓이게 되었습니다. 대한민국 당뇨 인구가 1,000만 명에 이르렀다는 통계도 있습니다. 이처럼 당뇨가 흔한 세상이 되었지만 당뇨 치료법은 더욱 더 오리무중인 상태로 합병증을 걱정하는 환자들의 고통이 갈수록 심해지고 있습니다. 이런 시류에 편승해 특효 처방, 약재, 음식, 각종 관리법 등 다양한 정보가

홍수처럼 쏟아져 나오고 있습니다.

하지만 당뇨 환자들은 몸에 좋다는 음식을 찾기 전 일단 당뇨가 생기는 원리부터 생각해보아야 합니다. 정신적인 긴장감이 이어지고 체력도 소진되다 보면 과로 상태가 됩니다. 과로는 과식, 과음으로 이어지며 다시 과로를 유발해 악순환의 고리를 만듭니다. 그 결과 몸속에 병독이 축적되니 순환장애를 일으켜 혈액에는 당분이 넘쳐남에도 불구하고 말초에는 당분이 모자라는 영양실조 상태에 빠지고 마는 것입니다. 이러한 당뇨 발생의 원리를 이해하지 않고 일단 당뇨에 좋다는 음식부터 찾아 헤매지 않았으면 합니다. 일단 당뇨가 왜 생겼는지, 그 이유부터 따져본 후 자신에게 맞는 음식을 알아보아도 늦지 않습니다.

묻지도 따지지도 않고 단순히 어떤 하나의 식품이 당뇨에 좋다고 떠드는 것은 그것을 파는 사람들의 과대광고라고 보면 됩니다. 당뇨의 원인에 대해 잘 알지도 못하는 사람들이 만들어낸 말을 따라 당뇨에 좋다는 음식이 홍보되고 판매되는 것을 보면 참으로 장사하는 사람들의 논리는 끝없이 진화한다는 생각이 듭니다. 예를 들어 산에서 약초를 캐는 이들은 의학을 공부하지 않은 사람들입니다. 그들은 항상 약초를 만병통치약으로 둔갑시키곤 합니다. 산삼, 칡, 대추, 생강, 오미자, 구기자, 산수유, 계피, 어성초, 산약, 오가피 등이 그에 해당합니다. 하지만 세상에 만병통치약은 없습니다. 물론 한두 명은 그것으로 효과를 볼 수도 있겠지만 만약 그것이 정말 모든 사람들에게 좋은 식품이라면 약으로 먼저 개발되어야지 왜 단순한 식품으로 남아 있겠습니까? 또한 정말 몸에 좋은 건강식품이라면 유행을 탈 이유가 없습니다. 하지만 20년 전에는 없던 약재들이 갑자기 만병통치약으로 둔갑해 언론에서 홍보가 되고 유행을 탑니다. 바로 그것을 재료로 한 상품이 만들어지고 있기 때문입니다. 그리고 그 상품이 어느 정도 한계에 다다르면 다른 상품이 등장합니다. 그런 광고나 언론 보도에 처음부터 속지 않는 것이 현명합니다. 또한 정확한 지식이 없는 사람들이 방송이나 언론 매체에서 자신의 이익을 위해 떠드는 일도 이제 사라져야 합니다. 어느 방송에서 무슨 식품이 어디에 좋다는 말, 제발 그 말을 그대로 믿는 사람도 이제 더 이상 없었으면 합니다.

남이 좋다는 음식이 아닌, 내 몸에 필요한 음식

음식이나 약재는 자신에게 맞아야 약이고, 그렇지 않으면 독입니다. 무슨 병이든 원인을 알고 그에 맞는 방법을 찾는 것이 순서입니다. 음식은 자기 입맛에 맞는 것, 먹고 나서 몸이 좋아지는 것이 좋습니다. 또한 어떤 식품을 먹고 난 후 대소변이 좋아지는 것도 중요합니다. 건강하다는 것은 어떤 음식이든지 잘 먹고, 잘 소화시키는 상태입니다. 하지만 음주와 과로, 질병으로 몸이 지쳐 있거나 조미료나 인스턴트식품에 중독되면 자신에게 필요한 영양소가 들어 있는 음식이 먹고 싶어지는 기본적인 감각을 상실하게 됩니다.

그럴 때에는 가장 먹기 싫은 음식이 오히려 몸에 좋을 수도 있으니 한의사의 도움을 받아 자신에게 맞는 음식을 찾아야 합니다. 또한 건강하지 못할 때에는 편식을 하거나, 식사 양이 지나치게 줄어들거나, 혹은 폭식을 하게 되니 이때도 역시 전문가의 도움을 받아 자신에게 맞는 음식과 약을 가려 섭취하면 좋습니다.

가장 중요한 것은 남의 판단에 기대어 내 몸에 맞는 음식을 선택하지 말아야 한다는 점입니다. 그러지 않으려면 일단 음식을 먹고 난 후 스스로 자신의 몸 상태를 잘 가늠해볼 수 있어야 합니다. 또한 어떤 음식이나 약을 먹고 힘이 좀 나는 것 같다 하여 무조건 그 음식, 혹은 그 약만 고집하지 않아야 합니다. 잘못된 음식이나 약을 먹었는데 겉으로는 기운이 나는 것처럼 보이는 경우도 있기 때문입니다. 이해하기 쉽게 설명하면 이렇습니다. 어떤 사람이 가만히 있는데 누가 가서 따귀를 한 대 때리면 그 사람은 화를 내고 뭔가 행동을 하며 몸에서 힘을 낼 것입니다. 이렇게 따귀를 때리듯이 몸에 자극을 가하면 우리 몸은 힘을 냅니다. 하지만 몸이 힘을 낸다고 해서 따귀를 건강에 이로운 것으로 볼 수 없습니다.

옛날 왕들은 비소(砒素)라는 극약을 소량씩 먹었다고 합니다. 독살당하지 않으려 극약을 조금씩 먹어 내성을 키웠다는 주장도 있지만 저는 좀 다르게 생각합니다. 비소를 먹은 왕들은 대부분 전쟁을 많이 하거나 좋아하던 왕이었습니다. 그들은 전쟁의 선봉장으로 나서서 적군의 대장과 직접 싸우는 경우가 많았습니다. 그러니 강력한 힘이 필요했습니다. 이때 비소가 강한 힘을 내는 원동력이 되었습니다. 비소라는 독소가 몸속에 들어가면 우리 몸은 이를 배출하기 위해 위기대응 능력을 최대한 높입니다. 즉 맥이 빨라지고, 혈압이 상승하며, 열이 납니다. 그 과정에서 순간적으로 몸에 힘이 엄청나게 솟아오르는 것입니다. 그런데 비소는 수용성, 즉 물에 잘 녹으니 치사량 이하를 먹으면 소변으로 모두 빠져 나가 당장에는 생명에 큰 지장이 없습니다. 실제로 비소를 조금씩 먹은 왕들은 눈이 충혈되고 온몸이 후끈 달아오르면서 힘도 굉장히 세지는 느낌이 들었을 것입니다. 하지만 그 힘은 몸 상태가 좋아서 생긴 것이 아닌, 몸에 들어온 해로운 물질로부터 자신을 지키려는 몸의 보호 작용일 뿐입니다. 결국 시간이 지나면 오히려 기운이 더 빠지고 무기력해지며 급격한 노화현상이 찾아옵니다. 전쟁을 좋아했던 왕들이 빨리 사망했던 이유도 여기에 있다고 추측해볼 수 있습니다.

그런데 이것이 꼭 옛날 왕들에 국한된 일이 아닙니다. 많은 건강식품들이 이처럼 실제 몸에 도움이 되기보다는 몸의 보호작용을 일시적으로 올려 마치 몸에 좋은 작용을 하는 것처럼 포장되고 있습니다. 홍삼이 대표적입니다. 홍삼은 중장년층의 기력이 달리는 사람들 혹은 허약한 어린이들에게 건강보조식품으로 많이 팔리고 있습니다. 아이들의 경우 홍삼을 먹고 난 후 기운이 좋아지는 것처럼 보일 수 있습니다. 흥분도 잘 하고 땀을 흘리면서 씩씩거리고 밥을 많이 먹으니 말입니다. 하지만 이것은 홍삼의 부작용일 확률이 높습니다.

정말 자신의 몸에 맞는 약이나 음식이라면 이러한 부작용 없이 몸이 가벼워지고 기분이 맑아지면서 편안해져야 합니다.

이외에도 물을 많이 마셔야 한다는 건강법도 무작정 받아들여서는 안 됩니다. 충분한 양의 물을 섭취하는 것은 건강에 무척 중요합니다. 하지만 반대로 물이 몸속에서 병독으로 작용해 붓거나, 추위를 타거나, 관절염이 생기거나, 물혹이 되는 등 다양한 질병의 원인이 될 수도 있습니다. 우리 몸은 기본적으로 몸에 들어온 물을 배출하기 위해 여러 가지 노력을 기울입니다. 그런데 몸이 물을 배출하기 위해 노력하는 반응을 놓고 물을 많이 먹으니 몸이 좋아졌다고 말한다면, 이는 분명 어불성설입니다. 지금 우리 의학계나 건강 보건 분야에 이러한 일들이 너무 많습니다.

따라서 어떤 음식을 먹어서 병을 치료하려고 하지 말고 어떤 음식을 먹어도 보약처럼 작용할 수 있도록, 즉 어떤 밥이라도 다 보약이 될 수 있도록 자신의 몸속 문제를 찾아 개선해나가야 합니다. 또한 새로운 치료법이나 몸에 좋다는 것을 무조건 받아들이는 우를 범해서는 안 됩니다. 면역력이 좋아진다는 말처럼 검증되지 않은 말이 없습니다. 또한 지금 당장 몸을 건강하게 해주는 것처럼 보이는 음식이 먼 훗날 에너지를 고갈시킬 수도 있습니다. 따라서 검증되지 않는 말들을 너무 믿고 따르지 않아야 합니다. 새로운 이론이나 치료법은 그 피해가 한참 시간이 흐른 후 나타나거나 많은 사람들이 피해를 보고 난 뒤 비로소 폐기되곤 합니다. 그러니 항상 신중하게 접근하는 것이 좋습니다. 실제 치료 사례가 많이 있는 치료법인지, 또 자신에게 적용해도 별 문제가 없을지 한의사를 비롯한 의료기관에 두루 문의한 후 시도해도 늦지 않습니다.

완치는 관리가
아니다

과연 '건강하다'는 건 어떤 걸까요? 일단 건강한 사람에게는 무엇은 먹어야 하고, 무엇은 먹지 말아야 한다는 식의 금기사항이 없습니다. 다시 말해 건강한 사람이라면 남들이 먹는 것은 다 잘 먹을 수 있고, 배변 활동도 원활하며, 신체 활동도 왕성해야 합니다. 그래야 건강하다고 할 수 있습니다. 만약 금기사항을 지킬 때는 건강한데 지키지 않을 때는 어떤 문제가 생긴다면, 그것은 건강한 상태가 아닙니다. 체질론이나 각종 건강 관리법을 보면 자신에게 맞는 음식과 맞지 않는 음식을 구분하고, 건강을 위해 생활 속에서 지켜야 할 금기사항도 많습니다. 하지만 그 모든 것들을 다 지켜야 건강을 유지할 수 있다면 정말 건강하다고 볼 수 없을 것입니다. 그러니 무엇은 먹고 혹은 먹지 말라는 식의 지침은 치료가 아닌 관리라고 보아야 하겠지요.

예를 들어 당뇨를 앓고 있는 환자 중 상당수가 밥을 먹으면 윗배가 빵빵해지는 증상을 보입니다. 이때 금기 음식을 먹지 않고 관리를 잘 하면 날씬한 상태를 유지할 수 있습니다. 마치 병이 없는 것처럼 말입니다. 하지만 과식을 하게 되면 바로 다시 윗배가 빵빵해집니다. 이때 음식을 조절하는 것은 관리이지 치료가 아닙니다.

윗배가 빵빵해지는 증상이 생기는 이유는 상복부 즉 횡격막 근처와 옆구리가 병독으로 막혀서인데 한약으로 그 병독이 대변으로 배출되게 해야 비로소 치료입니다. 다시 말하지만 '완치'라는 말은 병이나 그 병의 증상을 없애는 것이 아닌, 몸에서 병이 완전히 없는 상태입니다.

저는 한의학자로서 서양 의학이 감염 질환에 대해 월등히 뛰어나다는 점을 인정합니다. 또한 수술이나 이식을 통해 단숨에 병을 해결해준 공로, 인체의 자생 능력을 넘어 완전히 새로운 가능성을 열어준 공로도 높이 치하합니다. 하지만 서양 의학은 아직 만성질환에 대해서는 여전히 그 근본의 원인을 찾지 못한 채 대부분 대증요법에 머물러 있습니다.

대표적인 예가 당뇨를 치료할 때 왜 혈당이 상승했는지 그 원인은 찾지 않고 올라간 혈당만 낮춰주는 약을 사용하는 것입니다. 고혈압에 대해서도 왜 심장이 피를 세게 뿜어내야만 하는지 그 원인을 찾아서 치료하지 않고 그저 심장을 안정시키는 약만 처방하고 있습니다. 그 외의 것들은 운동, 생활 교정 등 환자가 스스로 해야 할 일로 미룹니다. 그래서 제 눈에 비친 서양 의학은 '일단 시급한 증상은 완화시켜줄 테니, 환자 스스로 건강해지는 과정을 찾아라." 하고 말하는 것 같습니다.

이에 반해 한의학은 병의 원인과 직접 싸우는 방법을 택합니다. 그래서 한약을 먹으면 명현반응을 겪을 수는 있지만 결국 병독이 몸 밖으로 배출되며 병이 완치됩니다. 이후에는 환자 자신이 좋아하는 음식을 잘 찾아 먹으며 몸을 보양하면 됩니다. 이러한 치료에는 딱히 금기사항이 없습니다. 자신의 병명 혹은 체질을 따지기보다는 한약을 통해 병의 근본 원인인 병독을 없애고 음식을 잘 흡수해 이를 잘 사용하며 노폐물이 생기지 않는 몸으로 바꾸면 될 뿐입니다. 관리하는 의학이 아닌 치료하는 의학이 바로 한의학입니다.

이처럼 완치의 개념을 이해하면 저절로 '치료하는 의사'와 '관리하는 의사'를 구분할 수 있게 됩니다. 치료하는 의사는 환자를 건강하게 만들어주지만 관리하는 의사는 환자가 병원을 벗어나지 못하게 합니다. 관리하는 의사는 아프면 증상을 금방 없애주지만 점점 더 약에 의존하게 만듭니다. 결과적으로는 나약한 사람을 만듭니다. 요즘 노인들을 보면 양약을 한 움큼씩 복용하면서 전신에 걸쳐 여러 가지 증상을 호소하며 살아가는 경우가 많습니다. 십여 년 전, 그들은 보통 한두 개 약을 복용하는 정도였을 것입니다. 그러나 시간이 흐를수록 점점 더 약에 의존하게 되고, 더 많은 약을 복용하게 됩니다. 처음에는 하나의 질병을 치료하는 것에서 시작했지만 결국 그 문제가 몸 전체로 퍼지면서 건강을 잃고, 진짜 병든 몸이 되어 버린 것입니다.

그러니 정말 몸을 건강하게 하는 치료란 참 어려운 일이 아닐 수 없습니다. 여기에는 많은 노력과 시간이 듭니다. 깊은 병일수록 명의가 필요한 이유입니다.

아픈 곳에 대부분
병의 원인이 없다

치료하는 의사는 때로 환자가 말하는 증상 너머의 것을 볼 수 있어야 합니다. 실제로 진료실에서 환자를 진료하다 보면 환자가 느끼는 증상이 있는 곳에는 병의 원인이 없고 전혀 다른 곳에 원인이 있는 경우가 허다합니다. 몸은 유기적으로 움직입니다. 몸속 쓰레기를 청소하는 A 기관이 활동을 하지 못하면 정상적인 활동을 하는 B 기관이 그 쓰레기를 끌고 가게 됩니다. 하지만 그 쓰레기는 원래 B 기관의 몫이 아니므로 결국 B 기관의 조직이나 벽에 쓰레기가 쌓이게 됩니다. 이때 병원에서 검사하면 B 기관에 종양이나 질병이 생겼다고 진단합니다. 그러면 B 기관이 힘들다고 울부짖는 증상을 조용히 진정시키는 약만 복용합니다. 그렇게 시간이 흘러 결국에는 B 기관을 제거하거나 종양을 들어내는 수술로 이어집니다. 그리고 B 기관이 하는 역할을 대신하는 호르몬제나 약을 죽을 때까지 복용하게 됩니다.

이 얼마나 무서운 이야기입니까? 처음부터 A 기관을 치료해서 이 기관이 제대로 일할 수 있게 만들었다면 B 기관을 억울하게 제거하는 일은 없었을 것입니다. 환자의 질병을 진단하는 일이 이렇게 어렵습니다. 사정이 이렇다 보니 지금의 서양 의학은 전문의 제도를 만들어서 질환이 아닌 사고에 의한 손상, 이미 돌이킬 수 없는 상태에 빠져버린 기관을 제거 또는 복원하는 수술, 혹은 인공 조직을 이식하는 데 몰두하는 경향이 있습니다. 그리고 대중들은 증상을 완화시켜주는 의료기관을 전전하다 결과적으로 더 큰 병이 만들어지고 있음을 인식조차 하지 못합니다.

일례로 제왕절개를 하면 복부에 수술 자국이 남습니다. 그 수술 자국으로 인해 복부가 오랜 세월 긴장되면 허리가 늘어납니다. 이로 인해 경추와 팔다리에도 긴장이 생기며 통증이 옵니다. 10~20년 전 제왕절개 수술을 했던 부인들 중 엄지손가락 주위의 손목 인대에 통증이 있다며 내원하는 경우가 종종 있는데, 그것이 오래전 제왕절개 수술의 후유증이라는 것을 추리할 수 있는 의사는 많지 않습니다. 통증이 생기게 된 근본 원인을 모르니 손목 물리치료만 계속 합니다. 결국 통증이 영 사라지지 않고 애먼 진통제만 복용하다가 내과 질환마저 생깁니다. 그러다 손상된 장기나 아픈 관절 인대를 치료하고자 수술까지 받게 되면 또 한 번 인간 본연의 회복력을 죽이는 꼴이 됩니다. 안타깝게도 병원에서 병을 치료하는 것이 아니라 병을 다른 부위로 옮기는 의료를 합니다. 이것이 전문의 제도의 문제점입니다.

또 다른 대표적인 사례가 바로 척추관협착증입니다. 척추는 우리 몸에서 대들보와도 같습니다. 척추는 다리가 지탱하고 있습니다. 그런데 다리에 문제가 생겨 몸이 한쪽으로 쏠리면 그 비틀림을 바로잡고자 자동적으로 척추도 비틀립니다. 다시 말해 잘못된 다리 때문에 허리까지 스트레스를 받는 것입니다. 이처럼 두 다리의 균형이 무너지면서 허리가 한쪽으로 휘어 굳으면서 생긴 질환이 바로 척추관협착증입니다. 그래서 저는 20년 전부터 한의원에 "척추 질환은 팔다리가 원인, 팔다리 질환의 원인은 척추."라고 써 붙여놓기도 했습니다. 팔다리의 문제로 척추에 문제가 생겼는데 척추만 손을 대니 병이 완치되지 않고 더 상황을 악화시킵니다. 그러니 지금 아파서 통증이 있는 곳은 그 자체에 문제가 있기보다는 어떤 다른 원인 때문에 고생을 하다 통증이 생겼을 확률이 크다는 것을 알고 신중히 접근해야 합니다.

당뇨도 마찬가지입니다. 몸속 혈당수치가 올라간 자체가 문제가 아니라 몸속 어느 다른 원인 때문에 혈당수치가 올라간 것입니다. 그러니 그 근본의 숨은 원인을 제거하지 않은 채 혈당수치만 낮추려고 하면 제대로 된 치료가 되지 않습니다. 그러니 당뇨에서 벗어나고 싶다면 지금 내 몸에서 가장 근본적으로 문제가 되는 것이 무엇인지 그 원인을 알아야 합니다.

진료실을 찾아와 "혈당수치만 떨어뜨려 주세요." "고혈압부터 잡아주세요." "어디 아픈 것은 놔두고 여기만 치료해주세요." 하고 이야기하는 분들이 있습니다. 이런 요구는 물론 전문의 제도를 만든 의료인이 만들어낸 풍조일 겁니다. 아무튼 몸 전체를 하나의 유기체로 보는 한의학적 관점에서는 상당히 곤란한 요청입니다. 우리 몸은 서로 연결되어 있기 때문에 발가락에 난 티눈이 두통을 유발할 수도 있습니다. 티눈 때문에 발이 틀어지면서 천추(薦椎 - 꼬리뼈)와 요추까지 비틀리면 체형 전체가 변하고 이것이 후두부 근막을 긴장시켜 두통을 유발하는 것입니다. 그래서 한의학에서 머리의 병은 다리에서 치료하고, 다리의 병은 머리에서 치료하고, 좌측의 병은 우측에서 치료하고, 우측의 병은 좌측에서 치료하라는 말이 있습니다.

서양 의학의 관점에서는 고혈압, 당뇨, 고지혈증 등 일련의 질환이 있는 한 환자에게 고지혈증약, 당뇨약, 혈압약을 각각 투여하겠지만 한의학적 관점에서는 그렇게 치료하지 않습니다. 한 사람의 몸에서 여러 이상 증세가 동시에 나타나는 것은 그 증상들을 만들어내는 병의 뿌리가 하나 있는 것입니다. 그러니 뿌리를 찾아서 치료하면 나빴던 증상들도 다 같이 좋아집니다. 그러니 한 사람의 몸을 전체를 관찰해서 가장 근본적인 원인을 해결하는 방식으로 치료해야지, 하나의 질병은 치료되었지만 다른 병은 여전히 남아 있는 식의 치료는 올바르다고 볼 수 없습니다. 그저 관리일 뿐이지요. 따라서 환자에게는 자신의 몸 전체를 잘 살펴 자신에게 꼭 맞는 가장 정확한 처방을 찾아줄 수 있는 의사를 만나는 것이 가장 중요한 일입니다.

의사의 실력만큼
중요한 한 가지

당뇨 치료에 있어 좋은 의사를 만나 병의 근본 원인을 찾는 것도 중요하지만, 그렇다고 가만히 있으면 의사가 다 알아서 낫게 해줄 것이라는 생각은 맞지 않습니다. 진료실에서 당뇨 환자들을 만나다 보면 반응이 다양합니다. 그냥 상담만 하고 돌아가는 분, 경제적 이유나 한의학에 대한 불신을 들어 치료를 중단하는 분, 심지어 술 끊을 자신이 없다며 그냥 병이 있는 채로 살겠다는 분도 있습니다. 그런데 의사 입장에서는 그중 자신은 그저 돈만 낼 테니 의사가 알아서 약을 짓고, 자신은 그 약만 먹으면 병이 나으리라 생각하는 분이 제일 난감합니다. 어쩌면 그 환자는 짧은 기간에 적은 비용으로 건강을 되찾고자 할 것입니다. 하지만 아쉽게도 그 어떤 명의에게도 그런 특별한 비법이나 신통력이 없는 것이 사실입니다. 건강이 그렇게 쉽게 얻어지는 것이라면 돈 많은 사람은 무조건 건강해지겠지요.

의사는 다만 의사로서 해야 할 일을 열심히 할 뿐입니다. 하지만 환자의 병을 완치하기 위해서는 의사 한 사람의 노력만으로는 부족합니다. 당사자인 환자가 의사와 함께 노력해야 합니다. 당뇨, 고혈압, 암 같은 병은 평생에 걸쳐 그 사람의 삶과 함께 서서히 만들어진 것입니다. 그러니 자신의 몸에 깊은 병이 왔을 때에는 대체 왜 이런 병이 왔는지 스스로 생각해보고 이를 해결하기 위해 노력해야 합니다. 건강은 돈만 있다고 되찾을 수 있는 것이 아닙니다. 사람을 오래 살게 해주는 기술이 아무리 발달해도 건강한 삶은 도리어 사라져가고 있는 이유가 바로 여기에 있습니다.

당뇨 환자가 건강을 되찾으려면 얼마의 비용과 노력, 또 시간을 들여야 할까요? 중국의 임상 사례를 살펴보면 보통 당뇨와 같은 깊은 병의 경우 완치 판정을 받는 데 3~5년 정도 걸리는 경우가 많습니다. 그나마 그것도 입원 치료를 병행한 경우입니다. 그런데 겨우 몇 개월 남짓한 노력으로 당뇨를 완치하겠다고 한다면, 고개를 흔들 수밖에 없습니다. 분명하게 말하거니와, 당뇨는 그렇게 쉽게 나을 수 있는 병이 아닙니다. 당뇨를 완치시켜본 경험이 있는 의사라면 이 말에 더 크게 동의할 것입니다. 분명하고 자신 있게 말하지만 어찌 보면 당뇨는 암보다 훨씬 치료하기 까다롭습니다. 그런데 역설적이게도 그 이유가 환자 본인에게 있습니다. 암 환자들은 온 마음과 체력을 다해 치료에 매진하지만 당뇨 환자는 그렇지 않은 경우가 많은 것입니다. 당뇨 진단을 받았어도 병을 치료하는 것보다는 지금 당장 하고 싶은 일, 먹고 싶은 것, 계획하는 일에 더 큰 에너지를 쏟는 사람들이 대부분이니 말입니다.

당뇨를 치료하려면 환자와 의사가 서로 신뢰하고 있는 상태에서 환자 스스로 최선을 다해 노력해야 합니다. 무조건 모든 것을 의사에게 맡긴다는 자세보다는 의사와 같이 노력하며 내 몸 안에 생긴 병을 마주한다는 자세로 치료에 임하면 더욱 좋습니다. 그러다 보면 시작은 당뇨 치료였지만 어느덧 다른 자잘한 병들도 모두 사라진, 정말 건강한 상태에 이를 수 있습니다.

5장

당뇨인들이
자주 하는 질문

Q
당뇨약 복용 중인데
왜 저혈당 상태를 자주 경험할까요?

A 최근 당뇨 환자의 45% 이상이 저혈당 쇼크를 경험한 적 있다는 통계가 있습니다.* 이처럼 저혈당은 당뇨 환자에게 흔히 일어날 수 있는 일입니다. 저혈당 쇼크가 무서운 이유는 큰 사고나 부상으로 이어질 수 있기 때문입니다. 가벼운 저혈당 상태가 오면 공복감, 허기짐, 식은땀, 어지러움, 무기력감, 신경질이 나는 정도의 증상을 느낄 뿐이지만, 저혈당 쇼크는 앞의 증상이 심각해지면서 심지어 의식을 잃기도 합니다. 최근 한 버스 기사가 저혈당 쇼크 때문에 운전 중 의식을 잃으며 교통사고를 내 저혈당 쇼크에 대한 경각심이 높아지기도 했는데요, 이처럼 저혈당 쇼크 때문에 심각한 부상을 입거나, 부상으로 인해 사망에 이르는 경우를 더욱 자세히 조사해보면

*http://health.chosun.com/site/data/html_dir/2017/02/07/2017020702154.html

생각보다 이 문제의 심각성이 더욱 크게 드러나리라 봅니다.

사실 더 큰 문제는 질문자와 같이 당뇨약을 복용 중인데도 저혈당 쇼크가 와 계단에서 구르거나, 목욕탕에서 쓰러지거나, 방 안에서 넘어져 얼굴을 다치거나 하는 등의 다양한 부상을 호소하는 경우입니다. 저는 이런 일이 일어나는 이유가 아이러니하게도 당뇨약과 무관하지 않다고 봅니다. 혈당을 조절해야 한다는 목표를 달성하기 위해 각 개인의 차이를 섬세하게 고려하지 않은 획일적인 치료를 하다 보니 도리어 당뇨약을 장기 복용한 환자들에게서 저혈당 쇼크가 훨씬 더 빈발하고 있는 상황이니 말입니다.

당뇨약을 복용 중인데도 저혈당 쇼크가 오는 이유는 이렇습니다. 당뇨는 피로가 원인이 되어 생긴 병으로, 우리 몸이 이 피로를 회복하기 위해 알아서 혈당을 상승시킨 것입니다. 그런데 약을 복용해 혈당을 낮춰버리니 도리어 몸이 더 힘들어지는 것이지요. 이것은 이렇게 생각해볼 수 있습니다. 젊은 사람 또는 건강한 사람은 배가 고파도 당장 큰 문제가 생기지 않습니다. 그저 배고픔을 느끼고, 힘이 없다가 점차 몸이 그러한 상황에 적응하기도 합니다. 그런데 노인이나 환자의 경우는 다릅니다. 바로 어지러움이 오고, 무기력해지고, 식은땀이 나고, 짜증이 나기도 합니다. 이것이 바로 건강한 정도의 차이겠지요. 따라서 노인이나 허약한 환자의 경우에는 저혈당 쇼크가 더 쉽게 올 수 있으니 각별히 주의해야 합니다.

저는 당뇨약을 오랫동안 복용한 분들에게 달리기를 할 수 있냐고 물어보곤 합니다. 대부분 쉽지 않다는 답이 돌아옵니다. 약물로 혈당을 조절해온 상태에 적응되어 있기 때문에 갑자기 힘을 쓸 수가 없는 것입니다. 일반적으로 병원에서 당뇨 환자들에게 운동을 하라고 권하는 것도 바로 이 문제를 막기 위해서입니다. 하지만 기운이 떨어진 환자에게 운동 처방을 내리면 더 큰 위험을 초래할 수 있습니다. 운동 중 저혈당을 경험할 확률이 높아지기 때문입니다. 당뇨약을 복용하고 있는 노인들은 점점 더 힘든 일을 할 수 없게 됩니다. 조금만 무리하거나 걸음만 빠르게 걸어도 어지러워집니다. 길에서 가끔 유모차를 밀고 다니는 어르신들을 볼 수 있는데, 이 분들 중에는 당뇨로 저혈당 쇼크를 경험했던 분도 있을 것입니다. 쉽게 어지러워지니 붙잡을 것을 밀고 다니는 것입니다.

우리 몸은 비상 상황이 되면 즉각 당분이라는 연료를 투입해 에너지를 만들어내는데, 당뇨약은 이 연료를 항상 일정한 수준으로 낮춰놓는 역할을 합니다. 그러니 갑자기 힘든 상황에 직면했을 때 극복할 힘이 없어져 저혈당 쇼크가 오게 됩니다. 그런데 여기서 다시 한 번 생각해봅시다. 많은 의료진이 당뇨 환자에게 혈당을 낮추라고 하다가도 저혈당에 빠지면 설탕을 먹으라고 합니다. 그리고 저혈당 쇼크가 혈당을 조절하는 치료 과정에서 당연하게 생길 수 있는 현상이라고 설명합니다. 하지만 제가 보기에 이는 당뇨약의 심각한 부작용입니다. 경우에 따라서는 당뇨약이라고 이름 붙여진 그 약이 오히려 당뇨 치료에 어떠한 기여도 하지 못한 채 저혈당 쇼크와 당뇨 합병증을 촉발하며 췌장 기능까지 악화시키는 원인이 될 수 있습니다. 따라서 지금 사용하고 있는 대부분의 당뇨약은 당뇨 환자의 일시적 안정을 위해 투약해야겠지만 근본적인 당뇨 치료를 위해서는 전혀 다른 과정이 필요합니다.

그렇다면 일단 저혈당 쇼크가 오면 어떻게 해야 할까요? 가장 즉각적인 치료 방법은 설탕을 먹는 것입니다. 설탕을 먹으면 저혈당에서 벗어날 수 있으니까요. 하지만 보다 근본적으로는 저혈당 쇼크의 원인인 당뇨약에서 벗어나야 합니다.

Q
한약을 장기 복용해도
문제없을까요?

A   당뇨 치료를 할 때 가장 어려운 점이 바로 한약을 장기 복용해야 하는 것입니다. 한약을 장기 복용해야 하는 이유는 그만큼 당뇨가 깊고 무서운 병이기 때문입니다. 중국의 의서 중 당뇨 치료 임상 사례를 소개하고 있는 《당대명의임증정화 소갈전집(當代名醫臨證精華 消渴專輯)》에 보면 보통 3~5년에 걸쳐 당뇨를 치료한 경우가 상당히 많습니다. 이처럼 당뇨는 치료하는 데 오랜 시간이 걸리는 어려운 병임에 틀림없습니다.

그런데 한약을 장기 복용하면 간이나 콩팥 등 다른 장기에 문제가 생기지 않을까 걱정을 하는 분들이 많습니다. 물론 잘못된 한약을 복용하면 문제가 생길 수 있습니다. 약은 독한 것이니까요. 그런데 몸속의 병독 역시 독합니다. 그래서 한약은 반드시 전문 한의사의 진단과 처방을 바탕으로 정확히 만들어야 합니다. 그 한약을 통해 병독과 약이 서로 전쟁을 해 약이 병독을 몸 밖으로 배출시키는 것이 치료입니다. 병을 잘 치료하기 위해서는 병을 정확하게 공격하는 처방으로 만든 한약을 먹고 환자의 몸 전체가 좋아지고 있는지를 확인, 관찰해야 합니다.

특히 일반 보약이 아닌 고방을 바탕으로 병을 치료하는 한약은 질병의 뿌리가 뽑힐 때까지 병독을 공격해 어떤 금기나 식이제한도 필요 없는 완치를 목표로 합니다. 따라서 깊은 병일수록 한약을 복용하는 기간도 늘어날 수밖에 없습니다. 또한 당뇨, 암, 아토피성 피부염 등 다양한 질병을 앓고 있는 환자가 한약을 장기 복용한 후 부작용이 있는 사례는 거의 없습니다. 일례로 아토피 피부염으로 고생하는 세 살 아이에게 성인 용량보다 더 많은 약을 1년 정도 복용하게해서 완치된 경우가 있습니다. 아이는 오랜 시간 한약을 복용했지만 병에서 벗어난 것은 물론 간, 콩팥 등 몸 전체가 모두 더 건강해졌고, 무엇보다 모유 외에는 어떤 음식도 못 먹던 상황에서 아무 음식이나 다 먹을 수 있을 정도로 건강해졌습니다.

저는 한약이야말로 콩팥을 좋아지게 하는 약이라고 확신합니다. 실제로 단백뇨나 콩팥이 안 좋다는 진단을 받은 많은 환자들 또한 한약으로 치료 중인데, 기본적으로는 콩팥에 병이 온 근본 원인을 찾아서 이를 제거하는 치료를 합니다. 경우에 따라서는 아랫배를 따뜻하게 하는 한약을 사용하기도 하고, 심장과 콩팥의 상호 작용을 원활하게 하는 한약, 때로는 대변으로, 땀으로, 소변으로 병독을 배출시키는 한약을 쓰기도 합니다. 이 과정을 이해하기 쉽게 설명해보겠습니다. 일단 콩팥에 병이 생기는 원인은 대장으로 가야 할 병독이 콩팥으로 잘못 배송되어 콩팥이 그 병독을 배출시키려다가 염증이 생기는 것입니다(아래의 표 '콩팥에 병이 생기는 원인' 참고).

콩팥에 병이 생기는 원인

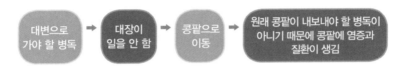

하지만 기본적으로 대장을 통해서 빠져나가야 할 병독은 콩팥의 막을 다 통과하지 못합니다. 그러다 보니 콩팥에 종양이나 염증이 생기게 됩니다. 이에 대한 제 가설은 이렇습니다. 대장으로 빠져나갈 병독의 모양이 △라면 대장의 막에 △ 모양의 구멍이 있다고 볼 수 있습니다. 또한 콩팥으로 빠져나갈 병독의 모양이 ○ 모양이라면, 콩팥 역시 ○ 모양의 구멍을 가지고 있을 것입니다. 그런데 어떤 이유로 인해 대장이 일을 하지 못해 △ 모양의 병독을 콩팥으로 흘려보내면 이는 결국 콩팥을 통과하지 못합니다. 그래서 그 자리에 염증이 생기기도 하고, 병독이 많이 쌓여 종양이 생기기도 하는 것입니다. 결국 △ 모양의 병독은 대장으로 보내 대변으로 배출시켜야 콩팥의 부담이 줄어들어 회복됩니다(표 '콩팥 질환의 치료 원리' 참고).

콩팥 질환의 치료 원리

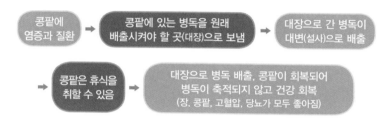

콩팥에 염증과 질환 → 콩팥에 있는 병독을 원래 배출시켜야 할 곳(대장)으로 보냄 → 대장으로 간 병독이 대변(설사)으로 배출

→ 콩팥은 휴식을 취할 수 있음 → 대장으로 병독 배출, 콩팥이 회복되어 병독이 축적되지 않고 건강 회복 (장, 콩팥, 고혈압, 당뇨가 모두 좋아짐)

이러한 병독 배출의 원리를 알면 검사 상 이상이 나타나는 곳만 치료해서는 온전한 치료가 되기 힘들다는 사실을 이해할 수 있습니다. 같은 원리로 자궁에 문제가 생겼다고 해서 꼭 자궁만 치료해야 할까요? 대장에 용종이 생기면 그 용종만 떼어내는 것으로 치료가 끝났다고 할 수 있을까요? 천식이 있으면 무조건 폐만 치료해야 할까요? 물론 그럴 수도 있지만 그렇지 않을 확률이 훨씬 더 높습니다. 각종 검사와 검진으로 신체 어느 부위에 이상이 나타났다는 것은 알 수 있지만 왜 그러한 수치가 나타났는지, 근본적으로 왜 그 병이 오게 되었는지까지 알지는 못합니다. 중요한 것은 몸에 불편한 증상이 나타났을 때 그 증상 하나만 없애려고 하면 더 큰 문제가 생길 수도 있다는 점입니다(154쪽 표 '치료의 오류' 참고).

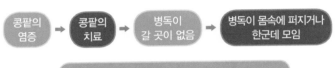

치료의 오류

콩팥의 염증 → 콩팥의 치료 → 병독이 갈 곳이 없음 → 병독이 몸속에 퍼지거나 한군데 모임

→ 피부병, 부종, 종양 등 여러 곳으로 퍼짐(병의 이동)

한의사 백지성의 임상 일지

일시: 2015년 4월 3일

이름: 지○○

성별: 여(61년생)

신체: 키 155㎝, 체중 71.8kg

검사 수치: 총콜레스테롤 310mg/dl

트리글리세라이드 329mg/dl

당화혈색소 13.1%

혈당 347mg/dl

미세알부민/크레아티닌(microalbumin/creatinine ratio) 2,131.8mg/g crea

주요 증상: 기운 없고 만사가 귀찮음. 몸이 축 처짐. 추웠다 더웠다 하고 열이 얼굴로 올라옴. 당뇨 진단 후 10년 전부터 당뇨약과 혈압약 복용 중. 25일 전쯤 갑자기 눈이 안 보여 병원에 가니 백내장으로 진단받고 수술.

진단: 흉협고만(胸脇苦滿), 한열왕래(寒熱往來), 복만(腹滿), 구련(拘攣)

치료 및 경과

병독의 위치: 상복부, 근육, 협부

한약 처방: 대시호탕

치료 시작: 한약을 최대한 많이 늘려서 복용하게 함. 고혈압, 단백뇨, 당뇨 등의 약을 조금씩 줄여나가면서 치료하기로 결정.

경과: 초진 당시 환자는 심각한 무기력증과 갱년기 증상을 함께 호소했다. 무엇보다 당뇨약을 오래 복용했고, 단백뇨가 심했다. 원래 고혈압이나 혈압약 복용 후 저혈압인 상태였다. 당뇨약을 중단하면서 치료해보기로 하고 혈압약은 대변으로 병독을 많이 배출시킨 후 복용을 중지하기로 했다. 환자는 대변으로 병독을 배출시키는 처방을 받은 후 초진 시부터 지금까지 1년 6개월째 한약 복용 중이다. 환자는 치료 시작 후 얼마 지나지 않아 대변을 많이 보기 시작했고, 그 후 속이 편해지면서 체력이 좋아지고, 몸이 가벼워져 몸은 다 나은 것처럼 느껴진다고 했다.

하지만 혈압, 단백뇨, 혈당수치가 계속 높은 상태를 유지했다. 특히 혈당수치는 당화혈색소 14%를 넘어가면서 측정 불가 판정이 여러 번 나왔고, 미세알부민/크레아티닌 수치가 4,000mg/g crea을 넘기도 했다. 혈압은 컨디션 따라 달라서 외출할 때만 혈압약을 한 번씩 복용하게 했다. 각종 검사 수치는 1년 반 동안 한약을 복용하면서 더 나빠졌다 좋아지는 과정으로 변화되고 있는데 그중 고혈압이 가장 많이 좋아졌다. 혈당수치는 조금씩 좋아지고 있고, 미세알부민/크레아티닌 수치도 2,000mg/g crea 대로 내려왔다.

일본 고의서에 나온 기록을 보면 대변으로 병독을 배출시키는 이 처방약을 계속 복용할 경우 미역줄기 같은 검은 찌꺼기가 몸속에서 나온다고 되어 있는데 실제 이 환자는 이 한약을 1년 5개월 복용 후 검은 막대기 같은 것이 나오는 시커먼 대변을 며칠간 봤다고 표현했다. 최근 환자는 손자를 돌보는 일로 잠을 편하게 잘 수 없는 환경에 있지만 일상생활에는 전혀 지장이 없는 상태이다. 환자는 옛날 같으면 이렇게 움직일 수도 없었을 것이라고 말한다.

이 사례를 보면 알 수 있듯이 이렇게 당뇨, 고혈압, 단백뇨 등의 질병은 치료 기간이 많이 듭니다. 이 환자 역시 앞으로도 몇 년이 더 걸려야 완치할 수 있을지 알 수 없습니다. 하지만 1년 반 가까이 동일한 약으로 어떤 금기사항, 부작용도 없어 매우 편안한 치료를 이어가고 있습니다. 이후 이 환자는 봉사활동상을 수상할 정도로 기력을 회복했으나 최근 사업을 시작하면서 무리를 하고 어쩔 수 없이 한약도 불규칙하게 복용하는 등 겉으로는 큰 불편함을 느끼지 못할 뿐 병이 아직 완치되지 않은 상황에서 고생을 감수하려다가 그만 중풍이 생겼습니다. 다행히 증상이 가볍고 상태도 안정적이지만 안타까운 마음을 금할 수 없습니다.

난치병일수록 병독이 강합니다. 그 강력한 질병을 무찌르려면 한약도 강력해야 하고 시간도 오래 걸립니다. 그러니 무조건 한약을 먹으면 간이 나빠진다, 콩팥이 나빠진다는 걱정은 기우입니다. 2016년에는 이와 관련해 웃지 못할 해프닝이 있었습니다. 상황을 대략 요약하면 이렇습니다. 2015년 자생한방병원이 3만 2,000여 명을 대상으로 한약과 간 기능의 연관성에 대해 추적 관찰 연구를 한 후 그 결과를 SCI급 논문으로 발표했습니다. 결론은 연구 결과 '한약을 먹으면 무조건 간이 나빠진다.'는 속설은 잘못됐으며 오히려 근·골격계 질환을 한의약으로 치료했을 때 간 기능이 회복되기도 한다는 것이었는데요. 이에 대한 대한의사협회의 반응이 수많은 한의사들의 공분을 불러일으켰죠. 대한의사협회는 이 연구의 타당성이 부족하며 연구 결과 해석에 허위, 과장, 오류가 있다고 주장했습니다. 그러면서 자생한방병원 측이 한약을 더 잘 팔기 위해 엉터리로 논문을 조작했다는 원색적인 비난까지 서슴지 않았는데, 이후 수많은 비난을 받은 끝에 결국 대한의사협회는 공문을 통해 통계 전문가의 자문을 통해 면밀히 검토한 결과 이 논문에서 오류 또는 허위를 발견할 수는 없었고 자신들이 지나치게 감정적으로 표현했던 점에 대해서도 유감이라는 입장을 내놨습니다.*

한약에 대한 불신이 얼마나 깊은지를 단적으로 보여주는 사건이었습니다. 저는 이 사건을 지켜보며 그간 한약에 대한 검증이 수없이 있었음에도 불구하고 여전히 불신이 팽배해 있는 현실이 참으로 안타까운 한편 이 일을 계기로 한약에 대한 신뢰가 더 커졌으면 하는 바람도 들었습니다.

사실 잘 처방된 한약 즉, 환자에게 정확하게 맞는 처방은 간과 콩

*http://www.akomnews.com/?p=360087

팥을 건강하게 해줍니다. 이는 화학물질로 만들어진 양약과 비교할 수 없을 만큼 안전하기까지 합니다. 뿐만 아니라 한약 처방은 적어도 수천 년 전부터 지속되어온 것입니다. 겨우 몇 년만 지나도 사라지는 양약들이 많은 것과는 대조적입니다. 그러니 이제 우리나라의 동서양 의학이 서로를 비난만 할 것이 아니라, 상대를 인정하고 알아가려고 노력하며 환자를 더 잘 치료하겠다는 공동의 목표를 향해 함께 노력할 수 있는 길이 열렸으면 좋겠습니다. 하버드대학교에서는 침이 뇌 기능 개선의 효과가 있다는 논문까지 발표하고 있는 상황인데 도리어 우리나라에서는 한의학을 경시하고만 있으니 이는 서로의 발전에 도움이 되지 않습니다.

Q

치료 중 한약을 왜
바꾸어 처방하나요?

A 천하의 명의라면 처음부터 환자의 모든 것을 감별해 그 사람에게 맞는 적방을 찾고 환자의 질병과 고통이 사라질 때까지 그 처방을 투여해 환자를 건강하게 만들어 줄 것입니다. 하지만 이 것은 이상에 불과하지요. 현실적으로는 한의사가 모든 환자에게 적 방을 찾아주기란 어려운 일이며, 가장 정확한 처방을 찾아가는 과정 에서 시행착오를 겪기도 합니다. 드라마 〈대장금〉을 보면 난치병 환 자 치료에 도전하는 대장금이 처방을 계속해서 변경하는 장면이 나 옵니다. 처음에는 무슨 탕을 가져오라 했다가 조금 지나자 다시 다 른 이름의 탕제를 말합니다. 실제로 환자를 진료하다 보면 이처럼 처방을 변경해야 할 때가 많이 생깁니다. 저 역시 환자에게 약을 처 방했다가 이를 다시 가져오게 한 후 다른 약으로 교체해주는 경우가 제법 많았고, 지금도 그런 일이 자주 있습니다. 그런데 이것이 의도

치 않게 환자나 보호자의 오해를 사기도 해 조금 더 자세한 설명이 필요합니다.

약을 바꾼다는 것은 환자의 병이 그만큼 복잡한 모습을 갖고 있다는 의미입니다. 이미 처방된 한약 중 약재가 하나라도 맞지 않는 경우, 다른 약을 첨가해야 하는 경우, 완전히 처방을 바꿔야 하는 경우도 있습니다. 이미 처방된 약을 복용한 후 환자의 몸에 변화가 생기면 이처럼 처방을 바꾸어 치료를 이어가야 합니다. 혹은 병독의 위치가 바뀌었다고 판단되는 경우 즉 병독이 맨 위층에 있다고 보고 치료했는데 다음에 보니 병독이 그 아래층에 내려와 있는 양상일 때 처방을 변경합니다. 일례로 한 환자가 두통 증상을 호소하며 찾아왔습니다. 그래서 두통을 치료하는 약을 주었는데 두통은 사라지고 갑자기 설사가 난다고 호소하는 것입니다. 그러면 설사를 치료하는 과정으로 넘어가야 합니다. 이런 과정은 대부분 환자의 몸속에 예전부터 질병이 있었는데 환자가 잘 관리를 한 덕에 그 병이 숨어서 나오지 않고 있다가 병독을 치료하는 약을 투여하니 숨어 있던 증상까지 나오게 되는 경우가 많습니다. 한약을 복용하는 과정에서 이렇게 숨어 있던 증상, 어려서부터 나이가 들어감에 따라 아팠던 곳이 차곡차곡 다시 드러나는 경우가 참으로 흔하게 있습니다. 하지만 그런 과정을 통해 그 환자가 갖고 있는 병의 뿌리를 찾을 수 있습니다. 물론 처음부터 자신이 원래 갖고 있는 질병 증상이 그대로 드러나 있는 상태에서 처음 내린 처방으로 완치에 이르는 경우도 많습니다.

하지만 계절과 환경, 심리 상태의 변화 등과 맞물려 근본 질환은 아래에 숨어 있고 겉으로 드러나는 증세만을 호소하는 경우 그 환자가 갖고 있는 병의 뿌리를 찾아가는 과정을 하나씩하나씩 거쳐야 합니다. 이처럼 병의 모습은 실로 '천변만화(千變萬化)'라는 말이 적당할 정도로 정말 다양합니다.

한약 처방이 바뀌는 이유는 아래와 같습니다.

1) 몸이 치료되는 과정에서 병독의 위치가 바뀐 경우
2) 몸이 치료되는 과정은 아니지만 병독의 위치 자체가 달리 나타나는 경우
   a. 양약을 장기 복용해 처음에는 보이지 않던 곳에서 나중에 병독이 나타난 경우
   b. 건강식품, 운동, 사우나, 특정 음식, 단식, 소식 등으로 건강 관리를 한 덕분에 병독이 보이지 않다가 나타난 경우
   c. 인삼, 칡, 생강, 대추, 오미자 등 다양한 건강식품을 복용해 도리어 병을 만든 경우
3) 병독이 여러 곳에 위치해 있어 한군데씩 치료해나가느라 처방이 바뀌는 경우
4) 치료 도중 갑작스러운 환경 변화나 심리 변화로 병이 이동하거나 새로 만들어지는 경우
5) 한의사의 경험 부족으로 병에 대한 확신이 부족한 경우

이처럼 치료 과정에서 어쩔 수 없이 한약을 바꾸어 처방해야 하는 경우가 많이 있습니다. 그런데 환자 입장에서 이를 이해하지 못하면 무조건 배상을 해달라고 하거나, 화를 내고, 심지어는 한의사를 돌팔이 취급하기도 하죠. 이 모든 것이 환자와의 소통과 이해가 충분하지 못한 상태에서 생긴 일이기에 경우에 따라서는 경제적 부담까지 의사가 떠안는 경우도 비일비재합니다. 하지만 그럼에도 불구하고 이런 일이 생기면 의사도, 환자도 억울합니다. 부디 이 글을 읽는 많은 독자들이 한의사가 처방을 변경할 때에는 그만큼 그 사람의 병을 면밀히 살피고 염려한 것임을 알아주었으면 합니다.

Q
왜 처음보다 한약 복용량을
늘려야 하나요?

A 간혹 환자들에게 한약 복용량을 늘리자고 할 때가 있는데 이때 의도하지 않은 오해를 사게 되곤 합니다. 아마도 대부분의 환자들이 한의원에서 한약 복용량을 늘려야 한다는 말을 거의 들어보지 못했기 때문일 것입니다. 보약 위주로 처방하는 한의원에서는 한약 복용량을 늘리자고 하는 경우가 거의 없습니다. 보약은 많이 복용하면 소화 장애나 복통, 설사, 피부병이 생길 수도 있고 증상이 더 악화될 수도 있기에, 보약 복용 중 약간의 이상 증상이 나타나면 오히려 약의 복용량을 줄이게 하거나 금기사항을 더 많이 알려주는 경우가 대부분입니다. 하지만 고방에 근거해 몸의 병독을 치료하는 한약은 다음의 2가지 경우를 제외하고는 양을 줄이지 않습니다. 첫째, 환자가 약을 받아들이지 못하는 경우, 둘째, 약에 대한 환자의 반응이 지나치게 강력한 경우입니다.

일본의 명의 요시마스 토도의 의서 중에도 한약 복용량을 늘리는 것과 관련해 다음과 같은 기록이 있습니다. 요시마스 토도의 제자가 몇 달을 치료해도 효과를 보지 못한 환자가 있었습니다. 하루는 스승인 요시마스 토도가 이 환자를 찾아갔고 환자는 한 달 보름 만에 병이 다 나았습니다. 환자는 요시마스 토도에게 자신을 처음으로 치료했던 의사가 영 실력이 없다며 불평했습니다. 그러자 요시마스 토도는 이렇게 말합니다. "제가 내린 처방은 제 제자의 처방과 같습니다. 다만 당신의 병이 심해 같은 처방의 복용량을 몇 배 더 늘렸을 뿐입니다." 그리고 이렇게 덧붙입니다. "병서(兵書)에 싸우는 방법은 나와 있지만 군사를 얼마나 많이 보내야 하는지는 나오지 않습니다. 마찬가지로 의서(醫書)에도 처방의 기준은 나와 있지만 그 용량을 얼마로 해야 하는지는 나와 있지 않습니다. 적군의 병력이 많으면 우리도 군사를 많이 보내야 하듯이 병독이 강하면 약의 용량을 늘려야 합니다. 하지만 이는 경험만으로 알 수 있습니다. 제자의 처방은 옳았지만 경험이 부족해 용량을 충분히 늘리지 못했는데 이는 이후 치료 실패의 원인이 되었습니다."

요시마스 토도의 말처럼 병이 강력할 때에는 약도 강력해야 합니다. 당뇨처럼 강력한 병이 있을 때에는 그에 맞는 강한 약이 필요합니다. 지난날 우리나라는 약재의 부족으로 강력한 병을 완치하기 어려운 여건에 있었습니다. 그러나 이제는 국력이 좋아지고 물자도 풍요로워져 비로소 제대로 된 한약 처방과 완치를 할 수 있는 여건이

갖추어졌습니다. 그러니 깊은 병이라 할지라도 이에 맞는 약을 충분히 써서 병독을 완전히 배출해 완치하는 사례가 많이 늘어났으면 합니다.

Q
몸에 큰 이상이 느껴지지 않는데
혈당, 혈압이 왜 높아지나요?

A 스스로 건강하다고 생각하고 있으며, 실제 사회활동이나 신체활동 능력에서 매우 우수해 정말 건강한 사람처럼 보이는데 의외로 고혈당, 고혈압이라는 검사 결과를 받는 경우가 있습니다. 이런 경우 환자도, 의사도 당황합니다. 더 큰 문제는 검사 결과에 따라 혈압과 혈당을 조절하기 시작하면 전에 없던 무기력증, 피로, 정력 감퇴, 숙취가 잘 풀리지 않는 등의 증상을 느껴 환자가 치료를 신뢰하지 않는 점입니다. 멀쩡한 사람이 병원에 와 순식간에 환자로 돌변한 것인데 치료를 멈추고 병원을 멀리하면 도리어 건강해지는 느낌이 드니 환자 입장에서는 병원 가기가 꺼려지는 것이 당연합니다. 의사로서는 참 까다로운 부류의 환자인 것이 사실입니다.

몸에 이상이 없는 것 같은데도 혈당이나 혈압이 높은 이유는 환자의 몸이 스스로 알아서 방어하는 기전이 즉각적이고 강력하기 때문입니다. 즉 일반인은 무리한 활동을 하면 피곤하고, 힘들고, 지치고, 괴로운데, 이런 분들은 반대로 아무리 몸을 혹사하고 술을 많이 마셔도 잠깐 휴식을 취하면 다시 활력이 넘치고, 기운이 되살아나고, 피로를 못 느낍니다. 그러니 남들이 볼 때는 슈퍼맨이고, 자신도 건강에 자신감을 가질 수밖에요. 하지만 이러한 경우라 하더라도 혈압과 혈당이 정상이 아니라면 몸이 흥분되어 있다고 보아야 합니다. 이러한 부류의 사람들은 자동차에 비유하자면 가속 페달을 항상 밟고 있는 스포츠카와 같습니다. 무조건 앞으로 튀어나가 달리려고만 하는 것이죠. 그래서 자신이 다른 사람보다 월등한 능력을 갖고 있는 것처럼 착각하기 쉽습니다. 건강을 자부하던 사람이 갑자기 큰 병에 걸리기 쉬운 이유가 여기에 있습니다. 이들은 몸이 완전히 회복할 능력을 잃기 전까지는 혈압이나 혈당을 상승시켜 몸의 기력을 생산해내기 때문에 작은 문제 정도는 잘 드러나지 않습니다. 그러므로 이런 분들은 스스로 자신의 몸과 마음을 안정시키고 늘 체력을 비축해두어야 한다는 사실을 염두에 두고 고혈압이나 당뇨를 치료해야 합니다.

Q
한약에도 내성이 있나요?

A 결론부터 말씀드리면 한약에 대한 내성은 걱정하지 않아도 됩니다. 한약을 복용하다 보면 내성이 생기는 것처럼 보일 때가 있습니다. 처음에는 환자의 몸에서 병독이 잘 배출되다가 갑자기 잘 빠져 나오지 않는 경우가 이에 해당합니다. 마치 내성이 생겨서 약이 잘 듣지 않는 것처럼 보이지요. 하지만 그것은 양약의 내성과는 성질이 다릅니다. 엄밀히 말하면 치료 과정에서 변화하는 병독의 모습이 마치 내성과도 같은 양상을 잠시 띠는 것뿐입니다. 이럴 때에는 걱정할 것 없이 한약 복용량을 더 늘리면 됩니다.

이와 비슷한 현상으로, 한약 복용을 중단한 후 한참 후에 같은 약을 다시 복용해보면 병은 그대로 있는데도 약에 대한 몸의 반응은 처음과 전혀 다른 경우가 있습니다. 즉 처음 한약을 먹었을 때는 병이 잘 낫다가, 한참 후 다시 같은 증상이 생겨서 동일한 약을 처방하면 효과가 처음만 못한 것입니다. 이럴 때에도 약을 더 많이 복용해 보면 다시 치료가 잘 됩니다.

당뇨와 같이 몸속에서 생긴 병은 외부에서 들어온 바이러스나 세균 때문에 생긴 병이 아닙니다. 따라서 한약에 대한 내성은 어떤 외부 생명체가 살기 위한 내성이라기보다는 몸속의 병독이 밖으로 배출되지 않으려 하는, 일종의 약에 대한 반응입니다. 따라서 병독이 이렇게 강력하게 버틸 때에는 더 많은 약을 쓰면 됩니다.

병이 있으면 반드시 약이 있고, 병은 약을 이기지 못한다는 말을 기억해야 합니다. 그러니 우리 의료계부터 질병을 두려운 존재로 만들어 환자들에게 공포심을 주는 행위는 하지 않았으면 좋겠습니다. 한약으로 질병을 치료하면 몇 번이고 그와 맞서서 싸워 이길 수 있는 힘이 생기고, 병을 두려워하지 않는 인생을 살게 됩니다. 그것이 한방 치료의 최대 장점입니다.

2부

당뇨 없는 삶을 위한 해독 건강법

6장

200
150
100

당뇨를 예방하는
해독 식사법

내 몸이 원하는 것을
먹어라

건강을 지키는 데 있어 적절한 식사가 참 중요합니다. 적절한 식사란 적절한 때에, 적절한 음식을, 적절한 양만큼 먹는 것입니다. 그런데 이 '적절한'이라는 말을 규정하기가 참으로 어렵습니다.

일단 적절한 때에 먹어야 합니다. 누구나 배고프면 먹고, 자고 싶으면 자는 것이 가장 좋습니다. 다만 여기에 어떤 일정한 리듬이 없이 불규칙해지는 것은 좋지 않습니다. 규칙적이기만 하다면 자신의 본능에 따르는 시간에 먹는 것이 적절하다고 봅니다. 다만 저녁 늦게, 자기 전에, 자주 먹는 것은 별로 좋지 않습니다. 몇 해 전 하루에 한 끼 먹기를 주장하는 책이 인기를 끌기도 했는데요, 모든 사람이 하루 한 끼를 먹을 것이 아니라, 누구든 언제든 배가 고프면 먹어야 합니다. 먹는 것에 대한 기준은 지극히 개인적이어야 합니다. 또한 이 문제는 자신의 일과 몸 상태에 맞게 적절하게 해나가는 것이 좋습니다. 이런 복잡하고 어려운 음식 문제를 해결하는 일이 환자에게는 그 자체로 고통일 수 있습니다. 많은 정성이 필요하기 때문이지요. 이때 공자의 예절이 많은 도움이 됩니다. 공자는 사람들이 음식을 함부로 먹어서 질병에 걸리는 것을 보고 예절을 만들었다고 합니다. 즉 예절은 허례허식을 위해 만들어진 것이 아닌 욕심을 부리지 않고 적당히 절제하며 건강을 지켜나가는 습관을 만들기 위해 만들어진 것이라고 봅니다. 그러니 당뇨가 있다면 이러한 공자의 예를 떠올리며 자신의 음식 습관, 생활 습관을 한번 되돌아보면 좋겠습니다. 과식이나 불규칙한 식습관, 무리한 음주로 인해 몸이 해독을 하지 못하는 것이 아닌지 살펴보십시오.

또한 적절한 음식을 먹어야 합니다. 요즘 많은 사람들이 무엇을 먹을 것인지에 관해 지대한 관심을 갖고 있습니다. 한 사람의 말에 따라 평범하던 식품이 갑자기 장수 식품으로 각광받으며 불티나게 팔리기도 합니다. 그런데 남들이 좋다고 하는 특정 식품이나 음식이 과연 내게도 맞는 음식일까요? 이는 분명 진지하게 생각해볼 문제입니다. 요즘 사람들은 여러 가지 생각이 너무 많은 나머지 정작 자신의 몸이 보내오는 느낌이나 감각에는 크게 주의를 기울이지 않는 경향이 있습니다. 예를 들어 "오늘 뭐 먹을까요?"라는 질문을 받았을 때 "아무거나."라고 답하는 사람들이 많은데 이는 음식에 대한 감각, 내 몸이 지금 보내는 소리를 외면하는 것일 수 있습니다.

특히 당뇨에 걸리면 식단 조절에 신경을 쓰는 분들이 많습니다.

요즘 건강 프로그램에 깻잎, 가지, 고추, 파프리카 등 다양한 음식 재료에 무슨 성분이 있어 어떤 병에 좋다는 내용이 자주 등장합니다. 그러나 그처럼 성분 위주로 좋은 음식, 나쁜 음식을 나눌 수 없습니다. 지금 식품영양학계와 의료계의 문제는 사람을 지나치게 객관화하고 있다는 것입니다. 세상에 '나'란 존재는 오직 한 사람입니다. 그래서 내가 좋아하는 음식, 싫어하는 음식이 있습니다. 좋아하는 사람, 싫어하는 사람도 있는 것처럼 말입니다. 내게 맞는 음식은 맞고 틀림 혹은 좋고 나쁨의 문제가 아니라 나와 음식의 관계에 대한 문제입니다. 이러한 관점에서 봤을 때 어느 방송 프로그램에서 한 전문가가 당뇨에 좋다며 추천한 음식에 정작 '나'는 빠져 있다는 사실을 알아차려야 합니다. 내가 겪고 있는 당뇨는 다른 사람의 당뇨와 그 원인도 경과도 다릅니다. 그러니 내 몸에 맞는 음식과 다른 사람에게 맞는 음식이 서로 같을 리 없습니다.

예를 들어 설명해볼까요? 일반적으로 고추가 몸에 좋다고 합니다. 실제로 고추를 먹으면 몸이 가벼워지고 기분도 상쾌해지는 사람이 많이 있습니다. 하지만 그렇다고 해서 모든 사람에게 고추가 좋은 작용을 일으키지는 않습니다. 고추를 먹어도 큰 변화가 없는 사람에서부터 고추를 먹으면 속이 쓰리고 불편해지는 사람도 있으니까요. 고추가 자신에게 맞는 음식인지 아닌지는 스스로 직접 먹어보고 그 변화를 살펴본 후 판단해야 합니다.

사실 자신이 원하는 음식에 대한 감각이 둔해지면 자신에게 맞는 음식인지 아닌지 판단을 내리기가 쉽지 않습니다. 그럼에도 불구하고 무엇을 먹어야 하고 무엇을 먹지 말아야 하는가에 대한 문제는 늘 자신의 감각을 염두에 두고 지속적으로 살펴야 합니다. 남의 이야기만 듣고 실행에 옮기는 것은 신중해야 합니다. 남이 좋다고 한 음식을 먹게 되더라도 자신의 몸이 보내는 반응을 잘 살피면서 먹어야 합니다. 차라리 어떤 음식이 몸에 좋다는 이야기보다는 어떤 경우에 해롭다는 말에 귀 기울이는 편이 더 현명합니다. 사실 유익한 것은 모든 사람에게 해당하지 않아도 해로운 것은 대부분의 사람에게 해당할 수 있기 때문이지요.

이제부터라도 어떤 음식을 만나면 남들이 말하는 정보보다는 지금 이 음식을 먹었을 때 내 안에서 어떤 변화가 일어나는지, 내 입맛에 맞는지, 속은 편한지, 몸이 즐거워지는지, 정말 내 몸이 원하는 음식이 맞는지 집중하며 그 음식을 평가해볼 필요가 있습니다. 그렇지 않고 남들의 의견만 따라가며 먹고 마신다면 내 몸의 건강을 남의 선택에 맡기는 것과 다를 바 없습니다.

여기서 주의할 점은 '내 몸이 원하는 것'이 무작정 자기 입맛대로, 자기가 좋아하는 것으로만 식사를 하라는 의미는 아니라는 사실입니다. 몸이 원하는 음식을 먹으라는 말을 몸에 해로운 음식이나 술, 담배, 지나친 육류나 탄수화물 섭취, 야식을 즐겨도 된다는 뜻으로 착각하는 경우가 가끔 있습니다. 하지만 좋아하는 음식을 먹었는데 변비가 생기거나, 비만이 되거나, 질병이 생기면 그것은 당연히 몸이 원하는 음식이 아니며 잘못된 음식입니다. 따라서 이때는 전문가의 도움을 받아 변비가 있으면 변비를 해결하고, 통풍이 있으면 통풍에 해로운 음식을 피하고, 비만이 생기면 비만에 나쁜 음식을 피해야 하며, 해독이 잘 되고 건강해지는 식사법을 찾아 실천해야 합니다.

한편, 내 입에 맞는 음식이 남들 입에는 맞지 않는 경우도 많습니다. 이를테면 내 입맛에 맞는 음식을 남들은 너무 짜다고 하거나, 혹은 너무 달다고 하거나, 못 먹겠다고 하는 경우가 잦다면 내 몸이 질병 상태에 빠져 있을 확률이 높으니 점검해야 합니다. 이런 잘못된 성향은 적절한 치료로 건강을 되찾으면 사라집니다.

탄수화물 중독이라는 말의 오류

요즘 밥 먹는 것을 탄수화물 중독이라는 말로 표현하는 의료인이나 학자들이 종종 있습니다. 참으로 듣기 거북한 말입니다. 인간에게 그토록 많은 이로움을 준 쌀에게 '중독'이라는 이름을 붙이다니 배은망덕하다는 생각도 듭니다. 엄밀히 말하면 식물이 인간에게 해를 끼친 것이 아닙니다. 인간이 그 곡식을 자연 그대로의 상태가 아닌 '흰쌀'로 만드는 과정에서 껍질에 붙어 있는 천연 치료제들을 벗겨내며 문제가 생긴 것이니까요. 혹은 잘못된 식습관으로 자신에게 필요하지 않은 상태 또는 필요하지 않은 시간에 밥을 많이 먹어 문제가 생기기도 합니다.

그러니 탄수화물 중독이라는 말은 맞지 않습니다. 밥이 보약이 되어야 하는데 밥을 보약이 아닌 독으로 만들어버린 인간의 몸이 문제이지 밥 자체에 문제가 있는 것은 아닙니다. 또한 밥을 많이 먹어야만 고된 하루를 버틸 수 있는 일반인의 과로와 피로가 문제이기도 합니다. 한편 육체노동을 하지 않는 사람이 밥을 많이 먹는 것도 문제가 될 수 있습니다. 그러나 육체노동을 많이 하는 사람은 밥을 먹어야만 일을 할 수 있습니다. 그런 사람들에게는 밥이 보약이고, 밥이 피로회복제입니다. 그래서 나이가 들면 밥심으로 산다는 말을 합니다. 하지만 육체노동을 많이 하는 것도 아니면서 밥을 많이 먹으려 한다면 욕심이 과도하거나, 밥을 먹었는데도 힘이 나지 않아 밥을 더 먹어야 한다고 생각하는 질병에 걸린 것입니다. 그러니 이때에는 탄수화물을 멀리하기에 앞서 인간 내면의 문제부터 치료해야 합니다.

밥을 먹어서 문제가 생기는 몸은 반드시 치료해야 합니다. 밥을 먹었는데 혈당이 상승하는 것은 몸에 질병이 있다는 증거니까요. 밥을 먹었을 때 혈당은 상승하지만 컨디션이나 기분이 좋아지는 이유는 몸에 밥이 꼭 필요하기 때문입니다. 밥 안에 들어 있는 영양분을 우리 몸이 필요로 하다면, 그것은 중독이라고 부를 수 없습니다.

그럼에도 불구하고 요즘 밥을 먹지 말아야 한다고 주장하는 경우가 많습니다. 최근에 저탄수화물 고지방식(지방을 주식으로 섭취하는 식사)을 했더니 살이 잘 빠지고 당뇨도 없어졌다는 사례가 언론에 소개되곤 합니다. 하지만 소화 장애가 있거나 간에 질병이 있는 경우는 이런 식이요법이 오히려 해가 될 수 있습니다. 그래서일까요? 얼마 지나지 않아서 이 '저탄고지' 식이가 좋은 식이요법이 아니라는 내용의 이야기도 여러 차례 보도되고 있습니다. 결국 사람이 문제이지 밥이 문제가 아닌 것입니다. 밥을 먹지 않으면 혈당수치는 분명히 올라가지 않습니다. 하지만 그렇다고 해서 질병이 치료된 것은 아닙니다. 밥을 대신해서 육류나 채소를 먹는 것이 더 적절한 식사라고 하지만 이때 역시 음식은 자기 입맛에 맞아야 하고, 먹어서 건강해지면 된다는 명제를 떠올릴 필요가 있습니다.

끝으로 저탄수화물 고지방식에 대해 한마디 덧붙이고 싶습니다. 이런 식이요법에서 한 가지 우려스러운 사실은 이것이 새로운 가설이며 아직 장시간의 검증 기간을 거치지 못했다는 점입니다. 오랫동안 누적된 경험의 식사법을 지키는 것이 안전합니다. 그렇다고 현대인들과 생활방식이 전혀 달랐던 과거의 식사법만 옳다고 주장하는 것도 잘못일 확률이 높습니다. 사냥을 하면서 동물을 먹고 살던 시절의 식사법과 농경시대의 식사법은 달랐습니다. 같은 원리로 사무실에 앉아서 컴퓨터로 모든 일을 처리하는 직장인의 식사법은 농경시대의 식사법과 분명히 다를 수밖에 없습니다. 육체노동이 거의 없는 현대인들은 과거 농경 시대의 사람들이 먹던 것보다 단백질과 채소 섭취량은 더 늘리고, 밥 먹는 양은 줄여야 합니다. 따라서 지금 자신의 상황에 맞는 식사법을 찾아야 합니다. 같은 맥락에서 생활방식이나 운동법 역시 모두 자신에게 맞는 방법인지 잘 검증해야 합니다. 몸에 좋다는 운동법(단전호흡, 요가, 스트레칭, 댄스 스포츠 등)이나 호흡법도 무조건 따라 할 게 아니라 전문가의 도움을 받아 자신에게 맞는 방법을 적절히 찾는 것이 좋습니다. 또한 지나치게 오랫동안 한 가지 방법을 고집하는 것은 오히려 문제를 만들 확률이 높으므로 여러 종류의 운동을 돌아가면서 하는 것이 더 안전합니다. 특히 그것이 전에 없던 새로운 방법이라면 많은 주의를 기울여야 합니다. 개인에 국한된 사례를 전체의 사례로 일반화하거나 오랜 세월 지속되어온 옳은 식사법을 갑자기 몇몇 사례에 근거해 뒤집는 것은 심사숙고해야 할 일이니까요. '적절한 식사법'의 기준은 사람마다 다르기 때문에 누구나 자신에게 맞는 건강 식사법을 찾아가는 과정이 필요한 것입니다. 더불어 운동이나 기타 생활 방식도 자신에게 맞는 방법인지를 잘 검토해보고, 몸에 문제가 생기면 반드시 전문가의 도움을 받아 그 문제를 해결해나가려고 노력하는 것이야말로 질병을 극복하는 중요한 원칙임을 명심하면 좋겠습니다.

무조건 소식하지 말고
적당한 양을 먹어라

적절한 식사를 하는 데 있어 언제, 무엇을 먹을 것인가도 중요하지만, 얼마나 먹을 것인가도 매우 중요한 문제입니다. 당연한 말이지만 식사는 늘 적당한 양으로 해야 합니다. 다만 적당한 양을 객관적으로 정의하기란 매우 어려운 일입니다. 하는 일의 양에 따라 먹는 양이 달라질 수 있고, 계절, 몸 상태에 따라서도 각각 달라지기 때문입니다. 배부르지 않게, 속이 편안한 정도로 먹는 것을 기준으로 해야 합니다. 체한 사람에게는 한 숟가락의 밥도 많은 것이고 심한 노동을 하는 사람에게는 밥 두 그릇도 부족할 수 있습니다.

소식(小食)해야 건강하다는 말을 자주 듣게 됩니다. 특히 당뇨 환자들은 음식을 적게 먹고, 채식이나 기타 건강식 등을 많이 하는 것이 좋다는 말, 들어보았을 것입니다. 그런데 당뇨 환자가 식사를 적게 하면서 무리하게 운동까지 하며 혈당을 조절하면 기력이 급격히 떨어지거나 저혈당 쇼크가 올 수도 있으므로 주의해야 합니다. 당뇨는 온몸 구석구석에 영양이 잘 도달하지 못한, 일종의 영양실조 상태입니다. 보다 정확하게는 혈관 안에 당분이 가득 쌓여 있는데도 세포에 당분이 전달되지 못하는 병입니다. 피로를 회복하고 온몸에 영양 공급이 더 잘 되도록 노력해도 모자랄 판에 소식으로 혈당을 낮추고 운동까지 하라니, 잠깐은 효과를 보는 것처럼 느껴질지 모르겠지만 아주 신중히 고려해야 할 일입니다.

당뇨 환자의 딜레마는 음식을 먹으면 기분은 좋고 몸은 상쾌한데 혈당이 상승해버린다는 점입니다. 그렇다고 해서 혈당을 낮추는 음식만 먹으면 기운이 떨어지고 무기력해지면서 저혈당 쇼크가 올 수 있습니다. 결국 당뇨 환자는 음식을 몸에서 적절히 사용하지 못하고 있다는 데 문제가 있습니다. 이는 몸속의 병독을 근본적으로 해결하지 않고 그저 먹는 음식의 종류와 양만 조절한다고 해서 해결되지 않습니다.

일반적으로 소식이라는 말은 '자신이 먹고 싶은 양에서 한 숟가락 정도, 또는 조금 적게' 먹으라는 정도의 의미로 생각하면 됩니다. 무조건 적게 먹는 것이 건강에 좋다고 생각하는 사람들이 있는데 이는 잘못된 것입니다. 무조건 적게 먹기만 하면 도리어 건강에 해를 입을 수도 있습니다. 땀 흘리면서 열심히 육체노동을 하는 사람도 소식해야 한다고 주장한다면 이는 지킬 수 없는 일일뿐더러 잘 맞지도 않는 건강법입니다.

제 경험 상 진료실에서 만난 당뇨인 대부분이 불규칙한 식사, 편식, 외식이 잦았습니다. 바쁘다는 핑계로 음식을 대충 먹거나 밀가루 음식으로 끼니를 때우는 분들도 많았고요(거기에 술과 흡연까지 동반되면 더더욱 병이 깊어질 수밖에 없습니다). 그러니 당뇨가 있다면 그리고 당뇨를 예방하고 싶다면 일단 자신이 매일 먹고 마시는 음식부터 찬찬히 되돌아보고, 자신에게 적절한 음식량이 어느 정도인지, 음식을 대하는 데 있어 예절을 잘 지켜 적절한 식사를 하고 있는지 점검해보는 것이 좋습니다.

가능한 한
천천히 먹어라

가능한 한 천천히 먹어야 합니다. 또한 먹을 때는 다른 일을 하지 않는 것이 좋습니다. 음식을 느끼면서 먹어야 합니다. 배고픔과 맛을 느끼는 것이 살아 있는 것이니까요. 딴 생각에 잠긴 상태로 먹는 것은 좋지 않습니다. 특히 당뇨나 고혈압처럼 뿌리가 깊은 병이 있다면 음식 본연의 맛을 음미하며 되도록 천천히 먹는 습관을 가지려고 노력해야 합니다.

어떤 이유에서인지 우리나라 사람들은 급하게 식사를 하는 경향이 있습니다. 식사하는 시간으로만 따지면 세계에서 가장 빨리 식사를 마치는 나라에 속할지도 모릅니다. 예전에 카자흐스탄에 의료봉사를 갔을 때 우리의 빠른 식사 습관이 현지인에게 놀라움의 대상이 된 경험이 있습니다. 그들이 한 시간에 걸쳐 먹는 음식을 우리는 불과 10~15분 만에 다 먹어치운 것입니다. 빨리 먹는 것이 몸에 해롭다는 사실을 아는 그들로서는 병을 치료한다는 한의사들이 그토록 빠르게 식사를 마치는 모습에 놀라움을 금치 못했습니다. 그리고 농담이지만 뼈 있게 "당신들 의사 맞아요?"라고 묻더군요. 이처럼 의사들도 잘 지키지 못하는 습관이 바로 천천히 먹기입니다.

포만감은 먹는 속도 즉 시간에 더 많이 좌우됩니다. 그러니 빨리 먹으면 만족을 느끼기 전 이미 많은 음식이 속에 들어가버려 더 많은 양을 먹게 됩니다. 만약 식사를 마치고 점점 더 포만감이 크게 느껴져 힘들다면 당연히 식사 속도를 늦춰야 합니다. 음식을 천천히 꼭꼭 씹어서 잘게 부수고, 침 안에 있는 각종 효소로 음식을 녹여서 위장관(胃腸管)으로 보내야 합니다. 그렇게 들어간 음식은 당연히 소화도 잘 되고, 흡수도 빠르게 됩니다. 그러나 대충 씹어서 빨리 삼키면 음식을 소화·흡수하는 데 어려움이 생기거나 시간이 많이 걸리고, 그럴수록 몸에서는 당분을 항상 저장해두려 노력합니다. 그리고 이것이 곧 당뇨의 원인으로 이어질 수 있습니다. 앞서 소개한 사례 중 위암으로 위장을 절제한 환자가 수술 후 영양을 빨리 흡수해 당분을 공급하기 어려운 상태가 되자 몸이 알아서 혈당을 약간 높은 상태로 유지했던 것과 같은 원리입니다.

이외에도 사람들이 빨리 먹는 이유는 대부분 긴장된 상태에서 식사하기 때문입니다. 누구든 편안한 상태에서 즐겁게 식사하면 소화가 더 잘 됩니다. 이는 부교감 신경과 연관되는데, 식사를 빨리 하는 것은 그만큼 교감신경이 흥분된 상태, 즉 긴장된 상황에 노출되어 있다는 뜻입니다. 교감신경이 흥분되어 있으면 제대로 음식을 소화·흡수·배설하기 힘듭니다. 이는 수면에까지 영향을 미치니 피로 회복에 상당한 영향을 줍니다. 따라서 식사를 하고 자다가 갑자기 배가 아프거나 구토, 설사를 한 경험이 있다면 특히나 음식을 천천히, 자신이 소화할 수 있는 양을 넘기지 않는 선에서 먹어야 합니다. 당뇨 환자들을 살펴보면 대부분 과도한 고민이나 스트레스, 노동, 노력 등이 생각이나 감각에 영향을 주어 수면, 음식, 운동, 땀, 오줌, 똥과 같이 삶의 기초적인 부분을 적절하게 조절하지 못하고 이에 대한 만족과 편안함을 느끼지 못하는 경우가 많습니다. 이 부분을 개선하기 위해 의식적으로 연습할 필요가 있습니다. 참고로 먹는 것에 있어 좋은 습관을 훈련하는 방법으로 코이케 류노스케의 저서 《생각 버리기 연습 1》의 '먹기' 편을 참고해보기 바랍니다.

천천히 먹는 연습은 어릴 때부터 하는 것이 좋습니다. 요즘 초등학생들의 급식 문화를 지켜보면서 더욱 그런 생각을 하게 됩니다. 많은 학교에서 한 학년이 식사를 마치면 그제야 다른 학년이 와서 식사를 할 수 있게 배식하고 있습니다. 그러다 보니 상당수의 어린이들이 정해진 시간 안에 음식을 다 먹도록 강요받습니다. 모든 어린이들이 일률적으로 상당히 짧은 시간 내에 식사를 마쳐야 하다 보니 소화기능이 약한 어린이에게는 이것이 상당히 큰 문제가 됩니다. 한편 일본에서는 직접 당번들이 음식을 배달하는 방식으로 자신의 책상에서 여유 있게 식사하는 문화가 있다고 합니다. 아이들은 아직 어리기 때문에 건강이 완성되지 않은 경우가 많고, 개인차도 많습니다. 이를 배려해 소화력이 약한 아이도 즐겁고 건강하게 식사할 수 있는 문화를 어릴 때부터 경험할 수 있게 해주면 좋겠습니다.

가공 정제 식품, 성장촉진제로
재배된 농산물을 피하라

흰 쌀, 흰 조미료, 흰 밀가루, 흰 설탕, 흰 소금이 몸에 좋지 않다는
이야기는 한 번쯤 들어보았을 것입니다. 이 재료들에 공통점이 하나
있습니다. 바로 공장에서 인위적인 가공 공정을 거쳤다는 점입니다.
이러한 가공 식품은 인공적으로 정제되었기에 맛은 좋을지 모르지
만 영양이나 필수 미네랄은 현격히 부족합니다. 한마디로 균형이 깨
진 식품입니다. 또한 이런 식품은 인간의 본능을 교란합니다.

특히 흰 소금은 우리가 생각하는 것보다 우리 몸에 훨씬 더 많은
영향을 미칩니다. 언론에서 음식을 너무 짜지 않게 먹으라는 이야기
를 자주 듣습니다. 물론 이는 젊은 사람들에게 상당히 필요한 말입
니다. 젊을 때에는 소금이 그렇게 많이 필요하지 않으니까요. 어린
이나 젊은 사람은 저염식을 하는 것이 좋습니다. 하지만 나이가 들
면 젊을 때보다 소금이 조금 더 필요합니다. 한의학적으로 보면 짠

음식은 수렴작용을 해서 몸이 처지지 않게 해줍니다. 우리 어머님들이 나이가 들어감에 따라 점차 음식을 짜게 하는 것을 볼 수 있는데 바로 이 때문입니다. 그런데 이런 좋은 역할도 천연 소금일 때나 가능한 일입니다. 인공 소금에는 이러한 기능이 거의 없습니다. 자연에서 얻은 좋은 소금에는 인간의 몸에 없어서는 안 될 필수 물질이 들어 있지만 인공 소금에는 그렇지 않습니다. 인공 소금이 해로운 이유가 바로 여기 있습니다.

소금을 많이 먹으면 좋지 않다는 것은 바로 대부분의 사람들이 이 인공 소금을 먹기 때문입니다. 그러니 좋은 소금으로 자기 입맛에 맞게 간하여 먹는 것이 중요합니다. 일부러 짜게 먹을 필요는 없지만, 그렇다고 싱거운 음식이 무조건 건강에 좋은 것도 아닙니다. 또한 자신에게는 간이 적당한데 남들이 지나치게 짜다고 말한다면 그것은 건강에 문제가 생겼다는 의미일 수 있으니 반드시 점검해보아야 합니다(적절한 한약을 통해 건강을 회복하면 음식을 먹었을 때 그 맛도 다르게 느껴집니다).

흰 설탕 역시 치아 부식이나 뼈, 혈당, 혈압에 영향을 미치는 중요한 인자로 작용합니다. 특히 흰 설탕은 사탕수수에서 얻은 자연의 미네랄을 제거해 오래 보존할 수 있게 만든 것인데, 이 과정에서 몸에 이로운 물질들이 많이 제거됩니다.

흰 밀가루의 폐해 역시 많은 연구에서 드러났습니다. 당뇨인들 중 밀가루 음식을 먹으면 쉽게 저혈당에 빠지는 사람이 많습니다. 특히 우리밀이나 통밀이 아닌 정제된 흰 밀가루에는 영양이 불균형해 이를 과다하게 먹으면 골밀도가 저하되어 뼈가 쉽게 부러지고, 충치가 많이 생기며, 스트레스에 민감해지는 등의 부작용이 발생하니 주의해야 합니다. 자연의 것을 하얗게 만들기 위해서는 인공적인 조작이 가미될 수밖에 없습니다. 따라서 순백색의 정제 밀가루를 만들 때 그 재료는 천연이겠지만 정제 과정에서 천연 미네랄을 비롯한 몸에 좋은 성분들, 즉 독을 배출하는 기능이 있는 부분들이 제거됩니다. 그래서 이 정제 밀가루를 많이 먹으면 비만과 질병이 생깁니다.

　이외에도 채소나 과일, 우유 등을 생산할 때에도 수많은 가공 과정이 들어갈 수 있으므로 주의를 기울여야 합니다. 채소의 경우 드물지만 농가에서 시장 가격이 떨어지면 성장억제제를, 가격이 올라가면 성장촉진제를 뿌려 키우는 경우가 있다고 합니다. 또한 우유를 생산하는 젖소에게 우유 생산을 늘리는 호르몬제와 감염을 예방하기 위한 항생제 등 몸에 해로운 물질을 첨가하는 경우가 있다는 말을 듣습니다. 따라서 순수 자연 식품인 것 같지만 자세히 들여다보면 그 안에 해로운 물질이나 과정을 거친 식품인 경우가 많아 주의를 기울여야 합니다. 결국 당뇨인들은 물론 당뇨를 예방하기 위해서는 유기농 식품, 친환경 농산물을 선택하는 것이 현명합니다.

인공 조미료와 감미료를
멀리하라

당뇨인들의 생활 패턴이나 기호 등을 살펴보면 외식을 자주 하거나 야식, 인스턴트식품을 즐기는 경우가 많습니다. 밖에서 사먹는 음식에는 인공 조미료가 많이 들어가 있으므로 아무리 좋은 약을 써서 치료를 해도 이를 많이 섭취하면 치료가 어려워집니다. 인공 조미료나 감미료와 관련해서는 일단 다음의 2가지가 가장 큰 문제라고 봅니다.

1) 음식에 감칠맛이 더해져 맛있게 느껴져서 필요 없이 많이 먹게 된다.
2) 맛과 영양이 일치하지 않아 본능이 교란된다.

생활방식이 서양식으로 바뀌고 맞벌이가 늘면서 가정에서 밥을 해 먹는 집이 거의 없을 정도로 외식이 흔한 세상이 되었습니다. 그런데 외식 메뉴는 흔히 값싸고 맛있는 음식이죠. 바로 이것이 문제입니다. 인공 조미료는 쉽고 간단하게 그리고 저렴한 방식으로 음식을 맛있게 만듭니다. 그러다 보니 지금 몸이 음식을 원하지 않는 상태인데도 많이 먹게 됩니다. 음식을 지나치게 많이 먹게 만드는 것. 이것이 인공 조미료의 가장 큰 문제점입니다. 음식을 과하게 먹으면 병독의 원인이 됩니다. 결국 따지고 보면 인간의 모든 질병은 먹어서 생기는 것이니 말입니다.

어쩌면 먹을 것이 부족해 못 먹고 못 살던 옛날이 평등한 시절이었는지도 모릅니다. 부자들은 먹을 것이 많으니 건강을 잃기 쉽고, 반면 가난한 사람들은 먹을 것이 없어 오히려 건강을 지키기 쉬웠으니 말입니다. 그런데 지금은 달라졌습니다. 요즘 세태를 보면 부자가 가난한 사람의 건강을 빼앗아 더욱 더 부자가 되어가고 있습니다. 특히 외식 사업을 하는 사람들이 먹는 사람의 건강을 생각하지 않고 자신의 이익만을 위해 음식을 만들기 시작하면서 문제가 더욱 심각해졌습니다. 앞에서도 말했다시피 흰 설탕, 흰 소금, 흰 밀가루, 흰 쌀, 흰 조미료는 건강을 위해 기본적으로 먹지 말아야 할 것들입니다. 그런데 요즘 식당에서 이것들을 넣지 않고 만든 맛있는 음식 찾기가 힘듭니다. 식당들이 각자 고유의 맛을 내서 승부해야 하는데 그보다는 프랜차이즈화되어 전국 어디서나 같은 맛을 내고 동시에 가격 또한 낮춰야 하니 점점 더 인공 조미료에 의존하고 있습니다.

그렇다면 이와 같은 방식으로 기업을 운영해 부자가 된 사람들이 과연 자신이 운영하는 식당의 음식을 자주 먹을까요? 부자들은 당연히 좋은 재료로 맛을 내고 조미료를 쓰지 않는 음식을 먹습니다. 좋은 간장을 쓰고, 자연 재료로 국물 맛을 내니 재료비도 많이 듭니다. 음식 값이 비싸지는 것이 당연합니다. 이처럼 가난한 사람들은 값싸고 몸에 좋지 않은 음식을 많이, 자주, 불규칙하게 먹어서 건강을 잃고, 이와 반대로 부자들은 상대적으로 비싸고 몸에 좋은 재료로 만든 음식을 먹으며 건강을 챙기는 삶을 살아가고 있습니다. 이처럼 맛있고 값싼 음식이 국민 건강에 피해를 주고 있지는 않은지 좀 더 적극적으로 국가가 나서서 제재해야 합니다. 그것이 진정한 복지입니다.

그리고 또 하나의 문제가 있습니다. 이는 어찌 보면 논란이 되고 있는 인공 조미료 자체의 유해함보다 더 심각합니다. 바로 인공 조미료 때문에 인간의 본능이 영향을 받고 있다는 점입니다. 원래 인간은 자신의 몸에 필요한 영양소가 들어 있는 음식을 먹고 싶다고 느끼게 되어 있습니다. 다시 말해 우리에게는 몸에 필요한 영양과 맛을 연결 짓는 본능적인 감각이 있습니다. 그런데 이러한 인간의 본능이 인공 조미료 때문에 혼란을 겪고 있지 않은지 살펴보아야 합니다(이에 대해서는 보다 체계적인 연구와 조사도 필요하다고 봅니다). 즉, 무언가 몸에 부족한 영양소가 있을 때 무엇을 먹어야 하는지 몸이 스스로 인지하지 못해 영양 불균형이 더욱 가속화된다는 말입니다. 예를 들어 몸에 오메가 3 지방산이 필요해 기름진 음식이 먹고 싶어진 것인데 이때 고등어나 호두가 아닌 치킨이나 햄버거처럼 인공 조미료가 듬뿍 들어간 기름진 음식을 먹는다면 결국 몸이 원하는 영양소를 제대로 섭취하지 못하게 됩니다. 몸에 수분이 부족해 전해질 균형을 맞추려고 염분이 필요하다는 신호를 보내는데 물이 아닌 인공 조미료와 인공 소금이 듬뿍 들어간 과자나 감자튀김을 먹는 경우도 마찬가지입니다. 이렇게 몸이 원하는 맛과 실제 섭취하는 영양소가 일치하지 않는 일이 반복되면 결국 우리 몸은 어떻게 될까요? 정상적인 건강을 유지하는 사람이라면 당장 큰 문제가 나타나지는 않겠지만 당뇨와 같이 몸에 문제가 있는 사람이라면 감각이 교란되고 혈압이나 맥박 등이 올라가는 등 이상 반응이 가속화될 것입니다. 그 결과 인간은 어쩌면 머지않은 미래에 무엇을 먹어야 하고 또 무엇은 먹지 말아야 할지를 감각으로 구분하지 못하는 인간, 기계가 측정한 수치로 자신의 건강상태를 점검해야만 하는 인간, 스마트폰과 연결된 신체 측정 장치의 지배를 받는 인간, 기계가 처방한 알약으로 몸 상태를 유지하는 인간, 건강 통제 시스템의 지배를 받으며, 자기의 몸을 스스로 통제하고 치료하는 기능은 아예 퇴화된 인간으로 전락할지도 모릅니다.

인공 조미료를 만들어 파는 기업들은 자신들이 만든 상품이 몸에 해롭지 않다고 주장합니다. 조미료 만드는 재료를 사탕수수 같은 천연 재료에서 추출했다는 것이 이들 주장의 근거입니다. 하지만 천연 재료에서 추출한 성분이라 하더라도 이를 오래 보존하기 위해서는 천연 재료 안에 들어있는 각종 미네랄 및 몸에 좋은 성분들을 제거하는 과정을 거쳐야 합니다. 당연히 방부제 역할을 하는 어떤 물질이 들어갑니다. 결국 재료 자체는 천연이더라도 우리가 먹기 전 인공적인 조작을 거치기 때문에 더 이상 천연이 아닌 상태입니다. 그러니 더 이상 재료 자체가 천연이냐 인공이냐를 놓고 인공 조미료의 위해성 여부를 판단해서는 안 됩니다. 인간이 이를 먹었을 때 몸에 어떤 현상이 생기느냐를 최우선에 놓고 판단해야 합니다.

편식은
건강하지 못하다는 증거

편식 여부는 건강을 측정하는 척도입니다. 편식이 심한 사람은 일단 건강하지 못하다고 봐도 크게 틀리지 않습니다. 사람들이 편식을 하는 이유는 그렇게 해야 자신의 몸이 편해지기 때문입니다. 그래서 편식을 한다는 것은 다음의 두 경우로 볼 수 있습니다.

첫째, 싫어하는 음식이 몸에 들어오면 약으로 작용하니 몸 안의 병독이 그것을 싫어하는 경우입니다. 공자는 "몸에 좋은 약은 입에 쓰다."라고 했습니다. 이는 음식에도 적용될 수 있습니다. 특히 채소나 과일, 나물 같은 식물성 재료에 대한 거부감이 있을 때 이에 해당할 확률이 높습니다. 따라서 당뇨와 같이 깊은 병을 가진 사람이라면 몸에 좋은 음식, 자신의 질병을 치료하는 데 필요한 음식을 싫어할 수 있습니다. 옛날 명의의 치료 기록을 살펴보면 환자가 유독 어떤 음식만 먹으면 심하게 구토나 설사를 하는데 그 음식을 오히려 많이 먹게 해서 병을 치료한 기록이 있습니다.

둘째, 자기 몸을 보호하기 위해서 편식을 하는 경우입니다. 그 음식을 먹으면 몸이 나빠지고 해로워서 몸이 알아서 그 음식에 거부반응을 보이는 것입니다. 예를 들어 돼지고기나 기름기 많은 음식을 싫어하는 사람들이 있는데 기름진 음식은 소화가 잘 되지 않으니 몸이 스스로 알아서 이를 거부합니다. 어려서 돼지고기나 고기의 지방 부분을 잘 못 먹다가 어른이 되면 그런 음식을 잘 먹게 되고 '이렇게 맛있는 음식을 왜 어려서는 못 먹었을까?' 하는 생각이 드는 경우가 있습니다. 성장하면서 그만큼 건강해지고 소화력이 좋아져 어렸을 때는 멀리하던 음식도 잘 먹게 된 것입니다.

이처럼 편식은 그 자체로 몸에 좋을 수도 나쁠 수도 있습니다. 그러니 편식하는 습관이 있다고 해서 싫어하는 음식을 억지로 먹게 하는 것은 별로 좋지 않습니다. 대신 편식을 하게 된 이유가 무엇인지 살펴보아야 합니다. 이때 한의원에서 진료를 받아보면 도움이 됩니다. 그리고 진료 결과에 따라 적절한 치료를 하면서 편식 습관이 자연스럽게 사라질 때까지 기다리는 것이 좋습니다. 그 후에는 음식을 입맛에 맞추면 됩니다. "보약은 입맛에 맞추고 치료하는 약은 죽어도 먹어라."는 말이 있습니다. 밥만 잘 먹을 뿐인데 몸이 잘 돌아가면 비로소 건강한 상태라고 말할 수 있습니다. 그러니 편식하지 않고 무엇이든 입맛에 맞는 것을 먹어도 생활에 활력이 나고 병원에 갈 필요가 없는 몸을 유지해야 합니다.

7장

200
150
100

당뇨를 예방하는
해독 생활법

규칙적인 생활,
규칙적인 잠이 중요하다

자고 일어나는 것을 일정하게 하라는 말이 있습니다(起居有常). 즉 규칙적인 생활을 하라는 의미입니다. 해가 뜨고 지며, 계절이 오고 가는 순환의 원리, 자연의 리듬과 흐름에 삶의 패턴을 맞춰 살아가는 것은 바로 인간의 본능입니다. 그런데 많은 현대인들이 여러 인위적인 요인들로 인해 이 본능을 침해받고 있습니다. 그중 하나가 바로 빛입니다. 요즘 이 빛이 인간의 병과 밀접하게 관련되어 있다는 생각을 자주 합니다.

빛 중에 가장 중요한 것은 바로 햇빛입니다. 그런데 요즘 오존층이 파괴되어 햇빛에 있는 자외선이 피부암을 일으킨다고 합니다. 그러니 선크림을 어릴 적부터 더 열심히 발라야 한다는 말도 있습니다. 그런데 만물을 생장하게 해주는 햇빛이 피부암의 원인이라고 하니 한의사로서는 의아할 뿐입니다. 만약 그 말이 사실이라면 일조량이 다른 지역에 비해 월등히 높은 곳에 사는 아프리카인, 선크림을 살 돈이 없는 가난한 나라 사람들 혹은 실외에서 노동하는 사람들에게 피부암이 더 많이 나타나야 하지 않을까요? 하지만 실상은 그렇지 않습니다.

저는 그보다 형광등과 같은 각종 인공 조명이 우리 몸에 더 심각한 악영향을 미친다고 봅니다. 무엇보다도 인공 조명이 인간의 잠을 방해하는 것이 문제입니다. 서양 의학에서도 잠의 중요성은 잘 밝혀진 바 있습니다. 특히 뇌를 청소하는 작업은 잠을 자야만 일어납니다. 다시 말해 잠을 자지 않으면 뇌를 청소할 수 없습니다.

뇌는 무게는 인체의 2%이지만 인체에 공급된 에너지의 25%를 사용합니다. 이처럼 뇌는 에너지를 많이 소모하는 기관이다 보니 당연히 노폐물도 많이 생깁니다. 그런데 뇌에는 림프계가 없습니다. 즉 다른 장기와 비교했을 때 청소하는 방법이 다르다는 말입니다. 뇌의 노폐물은 뇌척수액(CSF)으로 모인 뒤 혈관에 버려지는 방식으로 청소되어야 합니다. 그런데 잠을 자는 상태에서만 뇌척수액이 혈관벽을 타고 뇌 내부로 들어갑니다. 다시 말해 잠을 자지 않으면 뇌척수액이 뇌 안으로 못 들어가기 때문에 청소를 할 수 없습니다. 우리가 잠을 자고 나면 머리가 맑아지는 이유가 바로 여기 있습니다.*

---

*Jeff Lliff, TED Talks 〈One More Reason to Get a Good Night's Sleep〉
https://www.ted.com/talks/jeff_iliff_one_more_reason_to_get_a_good_night_s_
sleep?language=nb

이처럼 충분한 잠이 건강의 필수요소임은 두말할 나위가 없습니다. 그러니 밤이 되면 너무 늦게까지 깨어 있지 말고 불을 끄고 잠을 자야 합니다.

생활이 불규칙한 사람은 잠도 불규칙해 자기 때문에 피곤해질 수밖에 없고 머리가 맑지 못한 상태가 됩니다. 야간 업무나 과도한 노동을 빈번하게 하는 경우, 과음, 과식을 일삼는 경우 몸은 더 이상 그런 삶을 살면 안 된다는 신호로 당뇨 초기 증상을 보입니다. 몸이 뭔가 잘못되었다는 신호를 보내면 그것을 인지하고 그 잘못을 교정하는 것이 근본적인 치료입니다. 그런데 많은 환자들은 오히려 몸이 보내는 신호를 무시하는 우를 범하곤 합니다. 그리고는 잘못된 생활을 지속합니다. 그러면 병은 돌이키기 힘든 상황으로 진행되어버립니다(몸의 증상을 없애는 약이 왜 위험한지에 대해서는 뒤에서 더 자세히 이야기하겠습니다). 그러니 당뇨를 치료, 예방하고자 한다면 일찍 잠자리에 드는 습관부터 들이는 것이 좋습니다. 몸의 활력은 잠으로부터 나오기 때문입니다.

지나친 과로와 욕심을
경계하라

요즘 많은 사람들이 스포츠 스타들의 화려한 생활과 엄청난 연봉에 놀라며 그들의 삶을 동경하기도 합니다. 하지만 안타깝게도 그들이 중년을 지나서도 그렇게 건강하게 살기란 쉽지 않습니다. 사실 스포츠는 운동이 아닌 노동입니다. 훈련 과정에서 과로를 일삼다 보니 각종 수술이나 부상을 입으며 어쩔 수 없이 몸이 망가지게 되는데, 체력이 유지되는 젊은 시절에는 그래도 버틸 수 있으나 나이가 들면 이것이 모든 질환의 원인이 되기 쉽습니다. 많은 스포츠 선수들이 일찍 운명을 달리하는 것은 그들의 과로와 연관이 있을 수 있습니다. 그래서 스포츠 스타나 프로 선수들은 최대한 빠른 시간 안에 목적을 달성하고 은퇴해야 노년을 건강하게 보낼 수 있습니다. 이는 비단 스포츠 선수들에게만 해당하는 이야기가 아닙니다. 일반인들도 지나친 과로를 일삼게 되면 그것이 훗날 질병의 원인으로 이어질 수 있으므로 항상 조심해야 합니다.

만족을 알면 스트레스가 줄어든다

인간의 질병은 마음과 연관된 경우가 많습니다. 같은 일을 해도 자신이 즐거워서 하는 일이면 힘들지 않지만, 마지못해 하는 일 혹은 강압에 의해서 하는 일이면 유난히 더 힘이 듭니다. 뜨거운 태양 아래에서도 골프를 치면 즐겁지만, 나무를 심거나 농사를 지으면 힘이 드는 것과 같습니다. 그러니 모든 것이 마음과 연관됩니다. 그중에서 몸을 혹사시키고 질병을 유발하는 것으로 지목된 것이 욕심입니다. 과로도, 쾌락도, 음식도, 잠 못 이루는 것도 마음속의 집착 또는 욕심과 연관이 되는 경우가 많습니다. 화병도 욕심과 관련 있을 수 있습니다.

그러나 현실은 참 어렵습니다. 머리로는 잘 알고 있지만 마음이 의지대로 따라주지 않으니 말입니다. 때로는 욕심인지 집념인지 구분하기 어렵기도 합니다. 게다가 질병은 객관적 기준에 근거해서 찾아오지 않습니다. 어떤 사람은 함부로 막 살면서 몸에 해로운 행동도 많이 하고 욕심을 끝없이 내고 살아도 건강하게 잘 삽니다. 반대로 어떤 사람은 좋은 환경에서 양질의 음식과 적절한 운동으로 건강 관리도 잘 하며 가족들과 함께 화목하고 즐겁게 지내왔는데 큰 병에 걸리기도 합니다. 이처럼 질병은 사람마다 다르게 찾아옵니다. 그러니 일상에서 마음을 어떻게 먹느냐가 질병을 전적으로 좌우한다고 말할 수는 없습니다. 다만 같은 환경, 같은 건강, 같은 상황에서 좀 더 건강해지려면 마음을 즐겁게 먹고, 욕심을 내기보다는 만족할 줄 아는 것이 건강에 도움이 됩니다.

분수를 알고 만족하며 지금 삶의 방식을 고수해야 할지 아니면 좀 더 나은 미래를 위해 노력해야 할지 결정하기란 매 순간 참 쉽지 않은 일입니다. 나 혼자의 삶이 아니고 가족, 친구, 주변과 함께 사는 인생이기에 자신의 순수한 의지와는 상관없는 결정을 해야 할 때도 있습니다. 한번 결정하면 죽으나 사나 그 길을 가야 하는 경우도 많지요. 진료실에서 많은 분들을 만나다 보면 대부분 여성보다 남성이 비교적 치료가 잘 됩니다. 그러나 당뇨는 그렇지 않습니다. 삶에 어느 정도 매여 있느냐에 따라 치료 효과가 달라지니까요. 다시 말해 일상에 매여 있는 상황에 처한 남성 환자의 경우 당뇨 치료도 어렵습니다. 이미 주어진 삶에서 벗어나기 어려우니까요. 그러니 힘들더라도 환경을 탓하거나 답답한 마음을 가득 안고 억울해하며 신세 한탄을 하기보다는 차분하게 더 치밀한 계획을 세워서 현실을 극복해 나가야 합니다. 열심히 살았지만 결국 큰 병을 얻고 한순간에 무너진 사람들이 얼마나 많습니까? 건강을 잃으면 다 잃는다는 말이 있습니다. 욕심내기보다는 즐기면서, 느긋하게, 목표를 달성해 나가는 삶이 건강을 지키는 데 필수적입니다.

불편함만 없애는 치료를
멀리하라

살면서 병독이 하나도 생기지 않는 사람은 없을 것입니다. 음식을 먹고, 물을 마시고, 숨을 쉬고, 활동을 하면서 우리 몸에는 끊임없이 병독이 생깁니다. 중요한 것은 배출입니다. 병독이 생기더라도 바로바로 몸 밖으로 배출할 수만 있다면 병이 생기지 않을 테니 말입니다. 원래 우리 몸은 스스로 병독을 배출하게끔 설계되어 있습니다. 그런데 어떤 문제에서인지 이 시스템에 문제가 생겨 병독을 배출할 수 없게 되면 병이 생깁니다. 때로는 몸을 위한다고 한 행동이 도리어 병독 배출을 막기도 합니다.

간단히 말해 몸이 스스로 자신 안에 생긴 문제를 해결하려고 어떤 증상을 만드는데 그것이 불편하다고 무조건 증상을 없애버리는 치료를 한다면 그것은 잘못된 것입니다. 병독을 배출하는 인간의 신체반응에는 보통 구토, 설사, 소변, 땀이 있습니다. 그래서 몸에 문제가 생겼을 때, 아이가 키 크려고 몸살이 났을 때, 피로가 누적되었을 때, 잘못된 음식을 먹었을 때 이러한 증상들(구토, 설사, 소변, 땀)이 동반되기도 합니다. 이는 몸을 정상으로 만들기 위한 노력이므로 이런 증상들이 나타났을 때 단순히 그것을 없애는 데 급급해서는 안 됩니다. 또한 무조건 증상을 없애는 것을 "치료"라고 불러서도 안 됩니다.

예를 들어 설사에도 좋은 설사가 있고, 나쁜 설사가 있습니다. 설사를 해서 병독을 배출하면 속이 편해지고 몸이 상쾌해집니다. 이것은 좋은 설사입니다. 반대로 설사를 한 후 기운이 빠지고 탈수 증상들이 생기면 나쁜 설사입니다. 좋은 설사의 경우 몸이 병독을 배출하려는 노력을 통해 스스로 치료하고 있는 것이므로, 때에 따라서는 설사를 더 많이 해서 병독이 더 잘 배출될 수 있도록 치료해야 합니다. 반대로 나쁜 설사를 할 때에는 설사를 멈추는 치료를 하는 것이 맞습니다. 이를 구분하지 않고 무조건 설사를 멈추는 일률적인 치료를 한다면 오히려 병원에 가서 병을 더 키울 수도 있습니다.

몸이 스스로 자신의 노폐물을 대변으로 배출시키고자 설사를 하는데 이를 막아버리면 어떻게 될까요? 구토와 가래를 통해 몸속 병독을 배출시키려고 하는데 구토를 못 하게 막아버리면 그 독은 어떻게 될까요? 그러면 몸은 스스로 또 다른 노력을 합니다. 빠져나가지 못한 병독을 다른 곳으로 이동시키는 것입니다. 대장으로 빠져나갔어야 할 병독을 소변으로 내보내기 위해 병독을 콩팥으로 이동시키거나, 땀으로 배출시키려고 피부로 옮기기도 합니다. 하지만 대장으로 빠져나갔어야 할 병독은 대장으로 나가는 것이 맞습니다. 다른 장기로 옮겨가면 문제를 일으킵니다. 그래서 아토피 피부염이 생기기도 하고, 콩팥에 혹이 생기기도 하는 것입니다. 그러니 문제가 생긴 기관을 치료해야 한다는 일차원적인 생각만 고집하는 것은 거두는 편이 좋습니다. 만약 콩팥에 병독이 쌓여 문제가 생겼다면 원래 그것이 어디로 나갔어야 할 병독이었는지부터 확인해야 합니다.

그럼에도 불구하고 진료실에서 만난 환자들이 이전에 '치료'라는 이름으로 어떤 처치를 받아왔는지 살펴보면 안타깝기 그지 없습니다. 대부분 각종 검사를 받으며 상태 관찰을 하고 각종 증상억제제를 처방받는 경우가 대부분이기 때문입니다. 그들이 받은 치료 중 병독이 쌓인 기관을 건강하게 만드는 근본적인 치료는 거의 찾아보기 힘듭니다.

이것은 비단 의료 기관에서 행해지는 잘못된 의료적 치료만의 문제가 아닙니다. 대부분의 사람들이 조금이라도 불편함이 생기면 이를 참지 못하고 곧바로 의료기관이나 약국을 찾아가 불편함을 해결하려 합니다. 예를 들어 어떤 사람이 몸살이 났습니다. 너무 무리를 해 몸이 좀 쉬라고 신호를 보낸 것이니 충분히 휴식하고 안정을 취하면서 몸이 스스로 회복되기를 기다려야 합니다. 그런데 이때 몸에 생긴 불편한 증상을 없애는 약부터 투여합니다. 열을 내리고 기침을 가라앉히는 약을 먹습니다. 그리고 다시 과로합니다. 약을 먹으면 몸이 좀 편해지는 것처럼 느껴지겠지만 결국 몸살이 나게 된 근본적인 이유는 해소가 안 됩니다. 더 심각한 문제는 근본 원인에 대한 적당한 처치(휴식) 없이 증상만 없애버리니 몸 스스로 치료하는 능력이 떨어져버린다는 점입니다. 다시 말해 면역력이 약해집니다. 이런 일이 되풀이되면 몸은 이제 문제가 있어도 그 증상을 느끼지 못하는 상태가 됩니다. 힘들어도 더 많이 움직이니 몸은 더 힘든 상태가 되지만 어떡하든 버텨내는 기능 즉 뼈를 더 고정시키는 퇴행성 변화 등이 가속화되며 몸이 굳어집니다.

이처럼 몸의 불편함을 없애는 치료는 결국 우리 몸이 스스로 치료하고자 하는 노력을 할 수 없게 만듭니다. 결국 점점 더 건강이 악화됩니다. 실제로 진료실에서 만난 환자들 중 오랜 세월 엄청난 고생에도 끄떡없이 버티다가 겨우 좀 형편이 좋아졌을 때, 예를 들어 자기 집을 마련하고 난 후라든지 회사 택시 기사로 고생을 많이 하다가 개인택시 면허를 취득한 경우, 수험생이 대학에 합격하고 난 후 등의 시기에 갑자기 심하게 아픈 경우가 있습니다. 그동안 고생을 감수하며 잔뜩 움츠러들었던 몸이 긴장을 푸는 과정에서 심한 몸살을 겪는 것입니다. 이럴 때에는 피로를 더 잘 풀 수 있게 도와줘야 합니다. 그런데 그런 과정을 생략하고 더 열심히 사는 일에만 몰두하다 보면 더 큰 병을 초래할 것입니다.

같은 이유로 아이들이 감기에 걸렸을 때에도 해열제를 남용하면 안 됩니다. 대부분의 어머니들이 아이가 하룻밤 열나는 것을 못 견

딥니다. 병원도 마찬가지입니다. 아이가 질병과 싸워 이겨낼 시간을 주지 않고 바로 불편한 증세를 가라앉히는 약부터 투여하기 바쁩니다. 해열제를 먹여도 열이 좀처럼 가라앉지 않고 계속 열이 지속되는 경우가 많습니다. 아이의 몸이 무언가를 더 치료하려고 열을 내는 것입니다. 몸속에 들어온 찬 기운을 몰아내기 위해서라든지, 성장을 위해서라든지, 아이의 몸이 열을 내야 할 이유가 있는 것이죠. 그러한 상황인데도 불구하고 아이가 지치고 기운이 빠져 더 이상 열조차 내지 못하게 될 때까지 (아주 강력한) 약으로 열을 떨어뜨리면 결국 아이의 면역력이 약화됩니다. 잘못된 관리 때문에 자주 아픈 아이, 병원을 제 집 드나들 듯 하는 아이가 되어버리는 겁니다. 좀 더 솔직히 표현하자면 소아 진료를 하다 보면 보호자를 치료해야 할지, 환자를 치료해야 할지 고민일 때가 있습니다. 보호자임에도 불구하고 도리어 아이를 힘들게 하는 격이니 말입니다. 물론 아이가 열이 나 힘들어하는 것은 부모로서 참 지켜보기 힘든 일입니다. 그러나 아이가 질병에 잘 걸리지 않는 건강한 아이로 성장하기를 기대한다면, 힘들더라도 기다려주어야 할 때가 있습니다.

당뇨 환자의 경우도 병독 배출이 관건입니다. 하지만 기계가 말해주는 수치에만 연연하니 건강을 되찾기가 쉽지 않습니다. 기계는 현재 몸의 상태를 알려주기는 하지만 그 이유까지 설명해주지는 못합니다. 사진 속 웃고 있는 사람이 진짜 기분이 좋은지 아닌지는 알 수 없는 것과 같습니다. 기계가 말해주는 수치도 어떻게 해석하느냐에 따라 치료법이 달라질 수 있습니다. 결론적으로 '원인 파악'이 중요합니다. 그리고 그 원인 파악은 의사의 경험과 추리력을 바탕으로 해야 합니다.

혈압이 높다고 무조건 혈압을 낮출 것이 아니라, '혈압이 올라간다는 것은 혈액순환이 안 된다는 뜻이구나!' '혈액순환이 안 되니 우리 몸이 스스로 심장에게 더 강력하게 피를 보내라고 지시하는구나!' '그렇다면 이 사람은 왜 혈액순환이 안 될까? 근육이 뭉쳐서 혈액순환을 방해하나? 혈액이 탁해졌나? 심장에 문제가 있나? 대변은 어떤가? 땀은 잘 나고 있나? 체형이 틀어져 혈관이 꼬이면서 혈액순환이 안 되나? 근육이 뭉쳐서 혈관을 압박하나?'

의사는 이렇게 환자의 신체 전반의 상황을 고려해 그러한 결과가 나오게 된 원인을 찾아야 합니다. 그것이 의사의 본분입니다. 안타까운 것은 기업이 의료 시장에 뛰어들면서 이처럼 환자의 몸을 진지하게 살피고 염려하는 의사가 점점 사라지고 있다는 사실입니다. 병의 근본 원인은 찾으려 하지 않는 것은 물론 이런 생각 자체가 위험하다고 생각하는 사람들도 많습니다. 증상만 진정시키면 다 된다는 식의 획일적인 치료를 가장 안전하다고 믿는 세상이 되어버린 것입니다. 참 통탄할 일입니다.

호흡기 질환도
잘 살펴라

인체는 모두 연결되어 있습니다. 오장육부의 기능은 모두 서로 상호작용을 하고 있으니 이들의 관계를 면밀히 살펴야 합니다. 당뇨 진단을 받은 환자 중 천식이나 기침, 비염 같은 질환에서 시작해서 몸이 망가진 경우가 꽤 있습니다. 또는 땀이 잘 나지 않는 증상이 심해져 병이 되면 피부로 빠져 나가지 못한 병독이 몸속 깊이 축적되어 콩팥이나 여러 장기에 영향을 미치기도 합니다. 또한 우리 몸은 콧물이나 가래를 통해 병독을 배출하기도 합니다. 따라서 저는 가래나 콧물을 호소하는 환자를 만나면 그것을 밖으로 더 잘 배출하는 방법을 찾아 치료하는 경우가 많습니다. 그러한 증상을 없애버리는 약을 장기복용하면 병독이 몸속에 정체되어 몸이 무거워지고 피곤해집니다. 그러면 결국 그것이 원인이 되어 혈당수치가 높아지기도 합니다. 진료실에서 만난 한 콩팥암 수술 환자 역시 당뇨약을 복용하게 된 원인이 천식이었습니다. 천식 증상의 원인이 된 병독이 땀으로 배출되도록 치료했어야 하는데, 오히려 증상을 억제하니 병독이 콩팥으로 흘러간 것입니다. 병독이 몸에 축적되면 혈당 상승의 원인이 된다는 것을 확인하게 해준 환자였습니다.

보통 천식이라고 하면 숨을 쉬지 못해 호흡을 거칠게 하면서 호흡기에 의존하는 환자만을 생각합니다. 하지만 천식 환자들 중에는 자신에게 천식이 있는지 모르는 환자도 많습니다. 한번은 아토피 피부염과 온몸에 닭살이 올라오는 초등학생을 만난 적이 있습니다. 아이는 목에 진물이 심하게 나서 거즈나 손수건을 감아 놓으면 진물이 묻어나올 정도였습니다. 혹시 숨이 차는 증상이 있는지 몇 차례나 물었지만 아이는 숨이 찬 적이 없다고 했습니다. 천식이 의심되기는 했지만 숨이 차지는 않다고 하니 일단 천식을 제외한 다른 약을 계속 처방했습니다. 하지만 아이는 약을 꽤 오래 먹었는데도 좀처럼 나아지지 않았습니다. 아무리 생각해봐도 천식이 없으면 이해하기 힘든 증상이라 다시 한 번 물었습니다. "너 줄넘기 몇 번 할 수 있니?" 그러자 아이 어머니가 "얘는 줄넘기를 세 번도 못 해요, 100m만 걸어도 차를 태워 달라고 졸라요."라고 하는 것입니다. 그래서 다시 아이에게 "왜 줄넘기를 못 하니?" 하고 물으니 아이는 "힘들어요."라고 대답했습니다. 결국 치료를 시작한 지 몇 달 만에 아이의 약을 천식을 치료하는 약으로 변경했고, 아이는 완치되었습니다. 호흡기 질환은 숨어 있는 질병일 확률이 높고 어려서부터 원래 남들도 그런가 보다 하면서 생활하는 경우가 많습니다. 특히 운동을 하면서 땀이 흐르면 기분이 상쾌해지는 경우도 천식이 숨어 있을 수 있습니다. 그러니 혈당이 상승하는 원인이 혹시 호흡기에 있지 않나 면밀히 살펴야 합니다. 호흡기에 질환이 있으면 몸에 피로가 누적될 수 있으니 다음 사항을 점검해보기 바랍니다.

- 추위를 타는데 물을 많이 마신다.
- 사우나에 가서 땀을 흘리고 나면 몸이 상쾌해진다.
- 피부 질환이 잘 생긴다.
- 숨이 찬다.
- 코가 막힌다.
- 코나 입으로 가래가 많이 올라온다.
- 감기약을 먹으면 몸이 상쾌해진다.
- 기침이 잘 낫지 않고, 수시로 기침을 자주 한다.

이런 증상들이 여러 개 동시에 나타난다면 호흡기의 문제가 몸 전체의 병을 만드는 원인이 될 수 있으니 잘 살펴야 합니다.

마음의 병 뒤에 숨어 있는
진짜 질병을 찾아라

요즘 화병, 우울증, 신경증, 불면증, 괴로움, 놀람 등 감정 질환에 시달리는 분들이 많습니다. 그리고 그 원인으로 스트레스를 많이 언급합니다. 하지만 조금만 더 생각해봅시다. 좋지 않은 환경에 처했다고 해서 모든 사람들이 다 감정 질환에 시달릴까요? 대답은 당연히 '아니요.'입니다. 몇 해 전 카이스트에 다니는 학생들이 잇따라 자살해 큰 주목을 받은 적이 있습니다. 심각한 정신적 스트레스를 조장하는 학교 분위기에 문제가 있는 것은 사실이겠지만 그렇다고 그 학생들의 죽음을 '오죽 괴로웠으면 자살까지 다 했을까?' 하고 동정의 눈길로만 바라본다면 이러한 안타까운 일이 다시는 일어나지 않게 하는 데 별 도움이 되지 않습니다. 정신적 스트레스 이외에 학생을 그러한 극단적인 행동으로 내몬 진짜 질병, 또 다른 원인이 있었던 것은 아닌지도 살펴보아야 합니다.

한국인들에게 화병이 많다고 합니다. 화병은 범죄나 테러 혹은 심각한 정신적 충격이 원인이라기보다는 가족이나 주변 환경 등 일상에서 반복되는 외적 요인으로 인해 생긴다고 보는 것이 대부분입니다. 그런데 저는 그러한 경우에도 화병의 원인이 스트레스가 아닌 환자의 몸속에 있을 수 있다고 생각합니다. 환자의 몸속에 있는 질병이 외적인 스트레스와 합세해 더 큰 질병으로 발전되는 것입니다. 그러니 질병의 원인을 정확하게 파악하지 않고 스트레스가 병의 원인인 것처럼 말하며 위로하거나 환자를 편안하게 해주려는 노력만 한다면 이것이 오히려 질병을 치료하지 못하게 하는 요인이 될 수 있습니다. 질병은 대상을 정확히 알아낸 후 싸워야 합니다.

또 다른 예를 들어봅시다. 학교에만 가면 배가 아프다는 학생이 있습니다. 알아본 결과 학교의 면학 분위기, 선생님의 태도, 친구 관계 등 학교생활 자체에 큰 문제는 없습니다. 하지만 아이는 어떤 이유에서인지 학교에만 가면 배가 아프고 학교에 가지 않으면 배가 아프지 않습니다. 이런 경우 어떻게 치료해야 할까요?

일단 약을 먹이면 아이의 복통은 어느 정도 해결될 것입니다. 그러면 그다음에는요? 아이를 학교에 보내지 말아야 할까요? 아닙니다. 만약 아이를 학교에 보내지 않는 방식으로 아이의 통증을 잡는다면 이제 아이는 앞으로 점점 더 중요한 일만 생기면 몸이 아파지는, 진짜 환자가 될 확률이 높습니다. 그러니 이런 아이는 학교에 되돌려 보내 학교생활에 잘 적응할 수 있도록 도와주어야 합니다. 실제로 진료실에 이러한 종류의 사정을 이야기하며 아이가 학교에 가지 않을 수 있도록 진단서를 써달라는 부모님들이 종종 찾아옵니다. 그럼 저는 부모님들에게 질병의 속성에 대해 설명합니다. 아이는 쉬면 낫는 것이 아니라 쉴 때만 나은 것처럼 보이고, 그 문제에 다시 노출되면 다시 아파질 것이니 단순히 쉬게만 할 것이 아니라 아이의 몸에 어떤 다른 질병이 있는 것은 아닌지도 살펴보라고 말입니다. 단순한 마음의 병과 진짜 우리 몸속 질병을 구분해야 하기 때문입니다.

이를테면 학교 선생님이 학생에게 강한 체벌을 가하면서 공부를 시켰다고 해봅시다. 그 피해자인 학생들은 어떤 반응을 보일까요? 어떤 아이는 얼굴이 벌겋게 변하고, 어떤 아이는 화를 내고, 어떤 아이는 무섭다며 덜덜 떨고, 어떤 아이는 얼굴이 파래지고, 어떤 아이는 변비, 어떤 아이는 설사, 어떤 아이는 두통, 어떤 아이는 복통에 시달리고, 어떤 아이는 뭔가를 자꾸 먹으려고 하고, 또 어떤 아이는 입맛이 없다고 할 것입니다. 이 수많은 아이들 중 어떤 아이는 곧 그 충격을 딛고 빨리 원래의 건강한 상태로 돌아오는가 하면 또 어떤 아이는 마음의 상처를 치료하는 데 애를 먹고 시간도 오래 걸리겠지요.

이렇게 같은 스트레스와 외적 자극에 대한 회복탄력성이 아이들마다 천차만별인 이유가 뭘까요? 그것은 바로 개개인의 건강상태와 몸속 질병이 모두 다른 것과 연관이 있기 때문입니다. 결론부터 말하면 건강한 사람에게는 외적인 스트레스도 결국 별 문제가 되지 않습니다. 충격을 받아도 금세 원래의 건강을 회복합니다. 힘든 일이 있어도 곧 이것을 잊고 또다시 새로운 삶을 살아갈 수 있습니다. 따라서 몸속 병이 외적인 상황을 이용해 더 큰 병을 만들지 못하게 해야 합니다. 의사와 의료계가 환자를 위해 해야 할 일은 단지 병의 원인을 '신경성' 혹은 '스트레스성'으로 돌리지 않고 근본적으로 치료할 수 있는 방법을 찾는 것입니다. 몸속의 병독이 어디에 있느냐를 밝혀 환자의 신진대사를 원활하게 해주고, 건강을 되찾아 극심한 스트레스마저도 빨리 잊을 수 있도록 도와야 합니다.

건강하면 심각한 스트레스도 극복할 수 있습니다. 위안부 할머님들과 같이 상상할 수 없는 큰 고통을 겪은 분들도 묵묵히 아픔을 이겨내고 후세에는 이런 일이 반복되지 않기를 희망하는 운동에 앞장서기도 하십니다. 또한 공자는 아들을 잃고 일주일간 식음을 전폐하며 슬퍼했지만 그 후에는 훌훌 털고 평상시와 같이 행동했다고 합니다. 이것이 맞습니다. 스트레스를 받았다고 해서 다 무너져 내리기만 하는 것은 아닙니다. 우리 인간에게는 죽음보다 더한 아픔을 겪어도, 참척의 고통을 겪어도 오장육부가 정상적으로 움직이므로 잘 먹고, 잘 자고, 잘 싸고 그렇게 또 새로운 날을 맞이할 수 있는 힘이 있습니다. 그러니 외부의 스트레스를 탓하며 몸속 질병을 방치하지 맙시다.

의료계 또한 스트레스성, 신경성 질병 혹은 화병이라는 이름으로 환자의 진짜 질병을 외면해서는 안 됩니다. 그래야 제대로 된 치료를 시작할 수 있습니다. 몸속 병독의 위치에 따라 증상이 다르게 나타나는 것을 알면 스트레스로부터 도망가기 위해 노력만 하는 것이 아니라 병을 이겨내고 스트레스를 극복하기 위해 노력할 수 있습니다. 이와 관련해 최근의 연구 동향을 살펴보면 스트레스는 만병의 근원이 아니며 따라서 피해야 할 대상도 아니라는 견해가 많습니다. 스트레스를 긍정적으로 생각하는 부류에게는 스트레스가 건강의 원천이 되지만, 스트레스를 부정적으로만 보는 부류에게는 스트레스가 질병의 원천이 된다는 것입니다. 따라서 스트레스를 무조건 피하려고 하는 식의 행복 추구는 이제 다시 생각해볼 필요가 있습니다. 자식을 잃은 부모를 웃지 못하게 하고, 상처받은 이들을 회복하지 못하게 하고 있는 스트레스 이론은 적절히 수정되어야 마땅하다고 생각합니다.

8장

200
150
100

건강한 미래를 위해
지금 우리가 할 일

약재부터
바로잡자

지난 20여 년간 진료실에서 다양한 환자들을 만나다 보니 우리 한의학계가 더욱 발전하기 위해 넘어야 할 산이 아직 정말 많다는 것을 느낍니다. 이 장에서는 단순히 당뇨에 국한하지 않고 국민 한 사람 한 사람이 자신의 천수를 누리며 살기 위해, 우리나라가 진정한 의료 강국이 되는 그날을 앞당기기 위해, 어떤 점부터 개선해나가면 좋을지, 그에 대한 제 생각을 정리해보고자 합니다.

몇 해 전 수많은 사람들이 주목했던 가짜 하수오 사건이 있었습니다. '하수오(何首烏)'는 오래전부터 보약에 많이 사용하던 약초로 간과 콩팥을 보강하고, 정혈(精血)을 보충하며, 장을 부드럽게 해서 대변을 소통시키고, 풍을 없애며, 해독 효과가 있으며, 흰 머리를 검어지게 할 정도로 효능이 좋다고 알려져 있습니다. 이 하수오라는 약재는 원래 우리나라에서 한동안 찾아보기 힘들 정도로 귀했습니다.

진품 하수오는 '은조롱'이라는 이름의 풀인데, 2년 이상 길러야 약재로 쓸 수 있고 그 수확량도 너무 적습니다. 그래서 '이엽우피소'라는, 하수오와 육안으로 식별이 불분명할 만큼 모양이 비슷한 식물이 유통된 것입니다. 이와 비슷한 사례로 '시호(柴胡)'라는 이름으로 불리는 약재가 있습니다. 시호는 간 질환이나 폐경기 여성들을 치료할 때 쓰는 약재로, 우리나라의 약재를 기록해둔 공정서에 따르면 2가지 식물이 '시호'라는 이름으로 사용되어야 하지만 실제로는 30가지의 비슷한 식물들이 시중에 유통되고 있습니다. 따라서 우리는 그중 가장 효과가 우수한 약재부터 감별해 그 외의 약재들은 유통되지 못하도록 제도적인 준비를 해야 합니다. 이처럼 같은 이름으로 수많은 종류의 약초가 어지럽게 돌아다니고 있는 이유는 무엇일까요?

한의학이 발전하기 위해서는 일단 약재가 풍부해야 하고, 그에 대한 연구가 체계화되어야 합니다. 그런데 과거 우리나라는 약재를 충분히 갖추기에는 너무 작고 가난했습니다. 중국에서 여러 의서가 들어오기는 했지만 토질과 그에 따른 식생(植生)도 다르다 보니 중국 의서에 나오는 약재가 우리 땅에 나지 않는 경우가 많고, 중국 의서에 나오는 이름의 약재를 쓸 때 원산지에서 구해온 것이 아닌 대용품이나 유사 약재를 사용하는 경우도 많아서 제대로 된 치료 효과와 약재의 효능을 검증하기 어려운 시절이 대부분이었습니다. 사정이 이렇다 보니 어떻게 생긴 약재가 효능이 좋다거나, 어느 지역의 약재가 우수하다거나 하는 식으로 약재의 품질을 언급한 기록을 발견

하기 힘들 정도로 과거 우리 한의학계의 환경이 척박했습니다.

한의학계에서 명의로 칭송받는 대표적인 의사들 중 허준, 이제마, 사암도인 등이 있습니다. 그런데 제가 한의대에 진학한 첫 해 큰 충격을 받았습니다. 아무리 찾고 또 찾아도 이 명의들께서 직접 남긴 임상 기록이 없는 것입니다. '아마도 수많은 전쟁 중에 의학 관련 자료가 소실되었나 보다.' 하고 찾기를 그만두었습니다. 임상 기록에 대한 제 갈급함은 이후 한의학을 더욱 깊이 공부하고 한의사가 되고 난 후에도 채워지지 않았습니다. 중국 의서에도 임상 기록이 부족하기는 마찬가지였습니다. 다만 일본은 조금 달랐습니다. 특히 18세기 일본의 명의 요시마스 토도를 비롯한 여러 명의들이 비교적 많은 기록을 남겨놓고 있었습니다. 특히 요시마스 토도는 잘못된 의학 상식을 비판하고, 의사로서 지켜야 할 것들에 대해 적고, 중국의 2,000년 전 처방들을 연구해 고의도(古醫道, '옛 의사의 도'라는 뜻으로 고방을 사용해 병독을 치료하는 의사를 말함)를 재건하려는 노력을 기록으로 남겨놓았습니다. 그리고 그의 제자들이 환자들에 대한 임상 기록 또한 자세하게 남겼고요. 결국 저는 이 요시마스 토도의 저서를 바탕으로 약재에 관한 박사 논문을 쓸 수밖에 없었습니다.

한편 역사상 우리나라의 한의학을 살려보고자 남다른 노력을 하신 분이 있습니다. 바로 세종대왕입니다. 세종대왕은 중국의 한약재와 우리 한약재가 다르며 그 효과 또한 차이가 난다는 것을 인지했습니다. 그리하여 중국에 사신을 보내 약재를 구해오게 했습니다.

그런데 문제는 여기서부터 시작됩니다. 중국에서 가져온 약재를 샘플로 삼아 우리 국민들이 주변에서 구할 수 있는 약재를 찾는 작업을 시작한 것입니다. 이런 작업의 결과로 만들어진 서적이 바로 《향약집성방(鄕藥集成方)》입니다. 지금 한의과대학에서는 전혀 가르치지도, 배우지도 않는 책이 만들어진 것이지요. 이는 당시 조선이 가난해 어쩔 수 없는 일이었을지도 모르나 중국의 약재보다 더 우수한 우리의 약재를 찾고 환자를 더 잘 치료하기 위해서가 아닌 중국 약재의 대용품을 찾기 위한 의료 정책에 따라 만들어진 책이기에 많은 한계를 지니고 있습니다. 안타깝게도 《향약집성방》이 집필된 후 우리나라 한의학계에는 오히려 약재에 대한 혼란이 가중되었습니다. 거기에 비슷한 약재를 비싼 약재로 둔갑시켜 파는 장사치들까지 가세해 총체적인 혼란에 빠지게 되었습니다. 앞서 언급한 가짜 하수오 사건이 생기게 된 뿌리도 사실 여기에 있다고 판단합니다.

이제마 선생이 남긴 기록을 살펴보면 중국 의서 《상한론》에 나온 처방을 따라 치료했으나 치료가 잘 되지 않았다고 한 곳도 여러 군데 있습니다. 제 개인적인 생각으로는 아마도 약재가 엉터리였기 때문이 아닐까 합니다. 만약 이제마 선생께서 좋은 약재를 구할 수 있었다면 우리나라 한의학의 역사가 바뀌었을지도 모른다는 생각을 자주 합니다.

이제 우리는 과거 그 어느 때보다도 경제적으로 풍요로워졌습니다. 저는 한의사로서 이러한 시대에 살고 있는 것을 영광으로 여깁니다. 역사적으로 언제 우리가 중국보다 잘살아본 적이 있었던가요? 지금 우리는 역사상 처음 한의학을 제대로 정립하고 한약을 통해 임상 결과를 연구할 수 있는 시대에 살고 있습니다. 약재를 충분히 연구해 이를 바탕으로 올바른 한의학을 후손에 물려줄 수 있는 시대가 된 것입니다.

이러한 맥락에서 약재를 한의사가 아닌 농촌진흥청이 농산물로 관장하는 관행은 이제 바뀌어야 한다고 생각합니다. 가짜 하수오 사건도 비전문가들이 약재를 수익사업의 관점에서 보고 다루다 보니 큰 혼란을 일으킨 것이니까요. 사실 약재에는 신토불이(身土不二)라는 말이 적용되지 않습니다. 올바른 치료약을 만들려면 의서에 나와 있는 바로 그 약재를 사용해야 합니다. 《동의보감》의 모든 처방은 중국의 의서에서 인용한 것입니다. 그렇다면 그 처방에 따라 한약을 만들 때에는 중국의 한의사가 사용한 약재를 찾아 써야 마땅합니다. 아픈 환자를 위해서라면 남극에 가서라도 좋은 약재를 구해 와서 사용하는 것이 맞습니다.

하지만 이와 관련된 정책이나 국민들의 인식이 미비해 우리 땅에서 나는 약재보다 더 효과가 좋은 외국의 약재를 수입하지 못하는 우스운 상황도 벌어지고 있습니다. 인삼이 대표적인 예입니다. 안타깝게도 우리 인삼은 이미 그 효능을 많이 잃어가고 있습니다. 값은 엄청나게 비싸졌는데 말입니다. 요시마스 토도는 인삼의 맛이 써야 치료 효과도 좋다고 설명합니다. 그의 기록을 보면 조선의 인삼은 원래 품질이 아주 우수했는데 이를 만병통치약으로 둔갑시키는 과정에서 감초 물에 담그는 등의 조작을 가하면서 효과가 약해졌고, 본인이 직접 조선의 인삼 씨앗을 가져다가 심어 사용해보니 효과가 좋았다고 말합니다. 한약의 효과에 대해서는 많은 의견들이 존재합니다. 인삼의 맛이 꼭 써야 효과가 좋은 것은 아니라는 견해도 있습니다. 중요한 것은 우리 스스로 약재의 질병치료 효과를 검증하는 연구를 진행해야 한다는 사실입니다. 죽은 사람도 살릴 수 있을 만큼 좋다는 약재를 단순한 식품으로 둔갑시키는 일은 이제 자제해야 합니다. 아무리 좋은 약재도 잘못 사용하면 부작용이 심하게 나타나니 말입니다. 따라서 좋은 약재를 바탕으로 더욱 효과가 좋은 치료제를 만들어 사용할 수 있어야 합니다.

약재에 대한 전문 지식이 있는 한의사를 중심으로 약재를 관리하면 결국 국민 건강에 도움이 됩니다. 더 좋은 약재로 효과적인 치료를 할 수 있으니까요. 인삼은 질병을 치료하는 독한 약재입니다. 다시 말해 명현반응이나 부작용이 나타나는 약재라는 뜻입니다. 최근 접한 소식에 의하면 중국에서는 인삼을 식품으로 먹을 때 하루 3g 이하로 복용할 것을 권장한다고 합니다(우리나라 삼계탕이 중국에 진출하지 못하는 이유가 바로 이 조항에 위배되어서라고 합니다). 뿐만 아니라 어린이들에게 홍삼이나 인삼이 들어간 식품이나 약을 먹일 때에도 아주 신중하게 사용해야 합니다. 하지만 우리나라에서는 아이가 좀 힘이 없고 병약하다 싶으면 아무렇지도 않게 홍삼을 먹입니다. 어린이들은 열을 잘 내는 순양지체(純陽之體)라서 주로 열을 내리고 음(陰)을 보강해주는 약을 처방해야 하는데 이와 맞지 않는 홍삼을 그저 건강보조식품 정도로 여기고 어떻게 하면 많이 먹게 할까만 고민하니 이런 부작용이 비일비재합니다.

따라서 약재는 그에 대한 지식을 충분히 갖춘 한의사가 총괄하는 것이 맞습니다. 농민을 보호하고 살리는 정책도 중요하지만 약재에 관해서만큼은 환자와 국민 건강을 우선순위에 두어야 합니다. 또한 음식은 우리 것을 먹되 약재는 원래 의서에 기록된 올바른 약재를 사용, 관리할 수 있도록 우리나라의 약재 관리체계도 바뀌어야 합니다.

마지막으로 약재 이야기를 할 때 꼭 한 가지 중요한 점이 있습니다. 바로 이 모든 약재를 우리에게 내어주는 자연을 보호해야 한다는 점입니다. 자연에는 인간을 치료할 수 있는 약재가 있습니다. 한 약재 하나하나에는 몸속 어딘가를 청소해주는 기능이 있습니다. 따라서 약재가 사라지는 것은 곧 건강한 인간이 사라지는 것과 같습니다. 자연을 보호해서 약재가 사라지는 일이 없도록 노력하는 것 또한 시급한 일입니다.

좋은 유전자,
나쁜 유전자는 없다

최근 '유전자 검사'라는 것이 유행입니다. 이 검사를 통해 과거에는 혼란스러웠던 많은 것들이 속속들이 밝혀지고 있습니다. 우선 유전자 검사를 통해 미래에 올 수 있는 질병을 미리 예측할 수 있다고 합니다. 실제로 한 유명 여배우는 유방암에 걸릴 위험이 높다는 유전자 검사 결과에 따라 아예 유방을 제거해버리는 선택을 해 전 세계 사람들에게 충격을 주기도 했습니다. 과연 이러한 결정이 그녀의 건강에 긍정적인 영향을 미칠까요? 저는 별로 동의할 수가 없습니다.

가장 큰 문제는 그 유전자 검사라는 것이 과연 얼마나 정확한지 알 수 없다는 점입니다. 인간에게는 반응이라는 것이 있습니다. 인간은 살아 있는 생명체이기에 방금 전까지 알지 못했던 사실을 알게 되면 이후의 행동에 변화가 생깁니다. 그러니 미래를 예측하는 순간 미래는 이 예측이라는 것의 영향을 받게 됩니다. 인간의 예측은 한계가 있을 수밖에 없는 것입니다. 만약 모든 예측이 정확하다면 미래에 벌어질 스포츠 게임의 결과까지도 정확하게 맞출 수 있어야 할 테니 말입니다.

또 한 가지 중요한 사실은, 질병은 유전이 아니라는 점입니다. 한의학에서는 인간 질병의 원인을 유전으로 보지 않습니다. 우리가 먹고 마신 것이 몸속에서 노폐물이 되어 정상적인 신진대사를 막아 병이 되는데 그 노폐물 즉 병독이 어떤 특정한 장소에 축적되는 것이 유전에 의해 결정된다고 말한다면, 이는 모든 병이 운명이라고 말하는 것과 다르지 않기 때문입니다. 만약 유전으로 생기는 병이 있다면 그것은 질병이라기보다는 운명이라고 보아야 할 것입니다. 질병은 인간의 힘으로 고칠 수 있는 것이지만, 운명이라면 인간이 바꿀 수 없는 것입니다. 그러니 과연 질병이 유전적인 것인지, 환경적인 것인지, 혹은 자신의 노력에 의해 치유될 수 있는지 없는지부터 생각해봐야 합니다.

유전으로 미래의 질병을 예측할 수 있다면, 좋은 유전자와 나쁜 유전자로 계급을 나눌 수 있을 것입니다. 그런데 과연 이런 연구가 인간의 미래에 도움이 될까요? 좋은 유전자, 나쁜 유전자로 계급을 나눌 수 있다면 지능지수인 IQ로도 사람을 나눌 수 있을 겁니다. 멘사에 가입할 정도로 지능지수가 높은 사람, 질병에 걸리지 않는 건강한 사람만이 좋은 유전자를 갖고 있다고 해야 할 겁니다.

그런데 인류에 위대한 유산을 남긴 철학자, 사상가, 위인 들이 과연 위에서 말한 '좋은' 유전자에서만 나왔을까요? 그렇지 않습니다. 유전자보다는 그들의 삶이 달랐을 것입니다. 그들이 위대한 이유는 좋은 유전자를 가져서라기보다는 타인을 위한 삶을 살기로 한 그들의 선택 때문입니다. 그들이 가진 유전자가 모두 질병에 걸리지 않을 확률이 높은지, 지능지수가 높은지는 모를 일입니다.

뿐만 아니라 유전자 검사는 아직 세월의 검증을 모두 거치지 못했습니다. 이 검사를 통해 앞으로 어떤 질병에 걸리게 될 것이라고 예측된 사람들 중 과연 얼마나 실제로 그 병이 발병하는지에 관한 검증, 그리고 이를 연구한 결과도 나와야 합니다. 유전자 검사는 아직 여기까지 연구가 진행되지 않았습니다. 그럼에도 불구하고, 검증되지 않은 것을 진실인 양 보도하는 세태가 너무 심각한 지경입니다. 2,000년 전 명의들은 "병의 원인을 따지지 말고, 병독의 위치에 따라 치료하라."는 말을 남겼습니다. 환자의 상태에 따라 당뇨라는 진단을 내렸으면 당뇨를, 위암이라는 진단을 내렸으면 위암을 치료하면 된다는 뜻입니다. 하지만 병이 왜 생기게 되었는지 그 원인을 묻기 시작하면 그때부터 병을 치료하는 데 환자와 의사의 주관적 판단이 결부되기 시작합니다. 술, 음식, 스트레스, 흡연, 과로, 불규칙적인 식사 등 검증할 수 없는 원인들도 등장하기 시작합니다. 그것도 모자라 이젠 유전자도 한몫 거들게 되었습니다. 이외에도 발암물질, 대기오염, 수질오염, 환경, 음식, 성격, 체질, 수면 자세, 사고, 복용 중인 약, 운동 등 수많은 원인들이 합세하면 환자로서는 그저 혼란스럽기만 할 뿐입니다.

좋은 유전자, 나쁜 유전자는 없습니다. 결국 중요한 것은 자신이 어떤 삶을 살기로 마음먹었는가입니다. 그것은 유전자가 아닌 경험과 교육, 환경에서 만들어집니다. 가치관, 철학, 사상까지 유전자에 의해 결정되지 않습니다. 그럼에도 불구하고 인간의 건강을 유전자로 감별하려는 이런 황당한 시도가 대중들에게 좋은 모습으로 포장까지 마쳤으니 참 우려스럽습니다. 어쩌면 점쟁이와도 다를 바가 없습니다. 편작은 이런 말을 한 바 있습니다. "무당의 말을 믿고, 의원의 말을 믿지 않는 것이 여섯 번째 불치병이다."

부디 유전자 검사가 미래를 좋은 쪽으로 해석하고, 좋은 습관을 만들기 위해 노력하는 긍정적인 방향으로 영향을 주기를 희망합니다. 어떤 연예인처럼 병에 걸릴까 봐 소중한 자기 몸을 아예 잘라 내버리기까지 하는, 참으로 황당하기 짝이 없는 일로 이어지지 않기를 바랍니다. 만약 유전자 검사가 그렇게 활용된다면 매우 개탄할 일입니다.

진정한 건강이란 뭘까?

건강하다는 것은 뭘까요? 어떤 상태를 건강하다고 말할 수 있을까요? 의외로 이 질문에 대해 정확한 대답을 하기가 쉽지 않습니다. 건강이란 주관적인 것입니다. 사람마다 기대치도 다르고 기준도 다릅니다. 어떤 이는 성 능력을, 어떤 이는 일하는 능력을 건강의 척도로 봅니다. 어떤 이는 안 아프면 건강하다고 생각하기도 합니다. 건강에 대한 판단은 상황에 따라 달라지기도 합니다. 자신은 건강하다고 생각했는데 남들과 경쟁하는 입장에 놓이고 보니 상대보다 약하다고 느껴 스스로 건강하지 못하다고 판단하기도 합니다.

　여러 논란이 있을 수 있겠지만 저는 건강에 대해 이렇게 정의합니다. 건강하다는 것은 '약물이나 기타 의료에 의존하지 않고, 자신의 몸과 마음에 불편함이 없고, 기운이 충만하고 정신이 맑은 상태를 지속적으로 유지하고 있으며, 자기 자신에게 집착하지 않는 상태'라고 말입니다. 이때 특히 '자신에게 집착하지 않는 상태'를 강조하고 싶습니다. 이는 자신만을 살피는 이기심에 사로잡혀 있지 않다는 의미입니다.

병의 본성은 이기심입니다. 자신만을 위하는 것이 바로 질병에 걸린 사람이 하는 일입니다. 건강하지 않으면 타인의 도움을 받아야 합니다. 그러니 건강하지 못한 사람은 자신에게 집착하고 자신의 이익과 안위를 더 생각하게 됩니다. 이는 그 사람이 이기적이라서가 아니라 병의 속성이 그러하다는 의미입니다. 따라서 몸에 아픈 곳이 없다고 해서 건강하다고 말할 수 없습니다. 남에게 피해를 주는 사람, 자신의 이익을 달성하기 위해 남을 해해도 괜찮다고 생각하는 사람들이 다 건강하지 않다고 볼 수 있습니다. 건강하지 못함이 개인을 넘어, 집단, 사회, 기업, 국가, 종교에까지 번지고 있습니다. 이기적인 마음들이 모여 집단과 세력이 되고 있기 때문입니다.

가장 큰 문제는 의료계입니다. 지금 아픈 사람을 치료해야 할 의료계가 깊이 병들어 가는 것 같습니다. 의사는 병든 자들을 건강하게 만드는 것이 본분인 사람들입니다. 그런데 지금 의료계의 행태가 어떻습니까? 한번 건강이 나빠진 사람을 죽을 때까지 약에 의존하게 만들고, 관리만 하게 하고, 심지어 평생 병과 함께 살아야 한다는 식으로 겁을 주며 협박도 합니다. 언뜻 보면 '어떻게 하면 치료를 하지 않고 환자를 병원에 오래 붙잡아 둘까' 하는 연구만 하는 것처럼 보이기도 합니다. 결국 오늘날의 의료계는 인간의 병을 이용해 경제적 이익에만 연연하는 이익집단으로 추락했습니다. 병원이 오히려 병을 키우는 집단이 되어가는 것 같습니다. 사람의 병을 치료해야 할 의료계가 건강하지 못한 상태, 이기심에 사로잡힌, 그야말로 이익집단이 되어가고 있는 듯합니다.

이런 의료가 지속된다면 결국 우리의 미래는 어두울 수밖에 없습니다. 병든 의료는 병든 인간을 더 많이 늘릴 것입니다. 그 결과 우리 사회 전체가 병들 것입니다. 자신의 안위만을 생각하는 이기적인 모습만 강화될 것입니다. 지금 우리 인간은 생존하겠다는 생각만으로 싸움과 정쟁(政爭), 전쟁을 일삼고, 자신의 이익을 위해 남을 희생시키는 일도 서슴지 않고 있습니다. 지구의 자연과 생태계를 파괴하면서 당장 자신들의 안위만을 염려합니다. 그러고는 말로만 인간이 점점 더 강해졌다고 합니다. 하지만 우리 모두는 너무 잘 알고 있습니다. 이런 상황이 계속되면 대다수의 인간들이 자연재해로 대멸종을 면치 못하리라는 사실을 말입니다. 처음에는 병을 방패막이 삼아 자신을 보호하는 것 같겠지만, 결국 모두 공멸의 길을 가게 된다는 것을요.

요즘 심각한 사회 문제인 출산율 저하도 결국 우리 사회가 건강하지 못하다는 방증입니다. 노인 문제도 같은 맥락에서 생각해볼 수 있습니다. 성숙하고 건강한 노인이라면 젊어서 다소 이기심에 사로잡혀 있던 것에서 벗어나 비로소 타인을 되돌아보고 베풀 수 있는 지혜가 생기는데 요즘 병약하고 아픈 노인들이 넘쳐나다 보니 결국 그 짐이 젊은이들에게 더 크게 지워지고 있는 상황입니다.

　우리 모두 건강해지기 위해 그리고 후손들을 위해 우리 의료부터 바뀌어야 합니다. 진정한 의료의 모습을 되찾고 환자에게 건강을 되찾아주는 길이 무엇인지 알며 그 길에 앞장서야 합니다. 그래서 한 개인의 건강만이 아닌 주변, 더 나아가 지구 환경의 건강까지 생각해 인간과 자연이 조화로운 삶을 살아갈 수 있어야 합니다. 이 모든 것을 시작하기에 앞서 우선 건강의 의미부터 다시 한 번 생각해보면 좋겠습니다. 바로 그 지점에서 개인은 물론 나라와 온 인류가 건강해지고, 최종적으로는 지구가 인간의 어머니로 계속 남아 있게 만드는 길을 찾을 수 있습니다.

명의 중심의 의학체계를 만들자

하루하루 눈코 뜰 새 없이 수많은 사람들을 만나고 또 진료와 공부가 이어지는 일상이지만, 어떻게 하면 우리 진료 시스템을 개선해볼 수 있을까, 당장 자신들의 눈앞 이익에만 골몰하는 제약회사와 잘못된 일부 의료계의 관행을 바로잡을 수 있을까 하는 고민을 놓을 수 없습니다. 지금 이 순간 질병으로 고통받고 있는 수많은 환자들이 걱정되어서이기도 하지만 이대로는 앞으로 우리 후손들의 미래가 암울하기 때문입니다.

이러한 맥락에서 우리 의학계가 제약회사나 병원이라는 거대 이익집단의 힘과 권력에 지배당하고 기계에만 의존하는 획일적 치료에 기대는 것이 아닌 '명의 중심의 의학'으로 거듭나야 한다고 생각합니다. 지금 우리 한의학계는 환자들이 한의사의 진단과 처방에 보다 많은 사람들이 신뢰를 가질 수 있도록 의학 체계를 보완해나가는 일이 시급합니다. 특히 사람을 하나의 전체로 보고 치료하는 한의학적 치료 과정에는 서양 의학과 다른 개념이 너무 많습니다. 이러한 한의학적 특성을 충분히 이해하고 치료 과정을 객관화할 수 있는 방편으로서 제가 생각해본 그림은 대략 이렇습니다.

명의 중심의 의학체계는 일단 명의의 반열에 오르기 위해 5년간 5인 집단 훈련 기간을 거치는 것부터 시작합니다. 5명이 한 환자를 동시에 진료하면서 서로 같은 진단, 같은 처방이 나올 때까지 훈련합니다. 그러면 그 훈련이 끝난 사람을 명의의 반열에 세울 수 있습니다. 그 후 명의 5명이 한 팀이 되어 부유한 환자의 난치병을 가장 적절한 처방으로 오류 없이 치료합니다. 그리고 일반 환자들은 아직 명의가 되지는 못한, 수련 중인 한의사들이 최소한의 비용을 받고 먼저 진료합니다. 그러면 부유한 환자를 통해 들어오는 진료비를 바탕으로 난치병 치료율을 높이는 데 더 많은 연구를 할 수 있음은 물론 아직 임상 경험이 부족한 명의의 제자들이 더 많은 환자들을 만나 치료할 수 있는 기회를 얻어 또 다른 명의가 나올 수 있는 바탕을 마련할 수 있습니다. 이때 명의 1명과 제자 4명을 한 팀으로 엮으면 일반 환자들 혹은 경제적 어려움이 있는 난치성 환자들도 명의의 도움을 충분히 받아 치료를 할 수 있습니다. 그러면 신예 한의사들이 충분한 임상 경험을 통해 명의로 발전할 기회를 얻을 수 있을 뿐만 아니라 경제적으로 넉넉하지 않은 보통의 환자들도 양질의 의료 혜택을 누릴 수 있어 일거양득입니다. 이처럼 명의 중심의 의료체계가

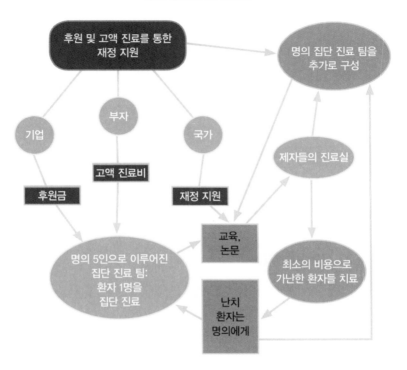

명의 중심의 의학체계

후원 및 고액 진료를 통한
재정 지원

명의 집단 진료 팀을
추가로 구성

기업

부자

국가

제자들의 진료실

고액 진료비

후원금

재정 지원

교육,
논문

명의 5인으로 이루어진
집단 진료 팀:
환자 1명을
집단 진료

최소의 비용으로
가난한 환자들 치료

난치
환자는
명의에게

안정적으로 자리를 잡으면 궁극적으로 난치병 치료 연구 시스템을 만들 수 있음은 물론 명의를 중심으로 제2, 제3의 집단 진료 팀을 양성할 수 있습니다.

이처럼 명의 중심의 의학체계를 통해 난치병에 도전해 기존의 의학이 한계에 부딪힌 병에 새로운 활로를 틔우면 몇몇 개인이나 집단의 이기심에 좌우되지 않고 누구나 필요할 때 양질의 의료 서비스를 누릴 수 있습니다. 나아가 동서양 의학이 서로의 장단점을 보완해 더 나은 의학을 발전시키고, 국민과 국가, 인류 그리고 우리 삶의 터전인 지구가 병들어가는 것을 막을 수 있습니다.

명의는 전문의와 다릅니다. 인간의 몸은 하나로 연결되어 있는데 병명을 중심으로 전문의 치료를 하다 보니 당뇨 전문의가 당뇨를 치료하지 못하고, 고혈압 전문의가 고혈압을 치료하지 못하고, 아토피 피부염 전문의가 아토피 피부염을 치료하지 못하고 있습니다. 또한 암 전문의 역시 암을 치료해 환자를 건강하게 해주기보다는 암세포를 잘라내고 관찰하는 수준에 머무르고 있습니다.

이런 전문의 치료는 명의의 치료와는 사뭇 다릅니다. 당뇨의 경우 명의는 당뇨를 치료하는 처방을 획일화하지 않습니다. 그 사람의 몸속에 혈당이 상승한 공통적인 현상은 있지만, 소화 상태, 대소변, 땀, 추위와 더위에 대한 민감도 등 각 환자의 몸 전체를 살펴서 기능이 무너진 원인을 찾아 치료합니다. 그러므로 명의는 당뇨든 아토피든 암이든 병명보다는 원인을 찾아 적절한 처방을 찾는 것에 초점을 맞춥니다. 또한 전문의는 자신이 관찰하고 있는 부분의 증상만 사라지는 것을 목표로 하기에 제거와 조절, 증상 억제를 주목적으로 합니다. 그러다 보니 결과적으로는 질병을 다른 곳으로 옮기는 역할도 하게 됩니다. 전문의 치료를 받는 할머니나 할아버지 들이 처음에 한 알, 두 알 먹기 시작한 약이 시간이 지나면서 점점 늘어나는 것이 그 증거입니다. 저는 심지어 하루에 24가지 양약을 드시는 분도 보았습니다. 왜 이런 일이 생길까요? 정확하게 병독을 제거하는 처방이 아닌 그저 문제가 생긴 병의 증상만 없애는 처방이라 그렇습니다. 이것이 결과적으로는 병독의 위치를 옮기는 결과를 초래하게 되어 여기저기 다른 증상과 불편함이 더 늘어나고 결국 환자의 생명력마저 떨어뜨리는 것입니다. 결국 환자는 증상을 억제하고 통증을 줄여주는 처방을 잠시라도 복용하지 않으면 너무나 고통스러운 상태가 됩니다. 뿐만 아니라 올바른 처방을 바탕으로 한 한약을 복용할 때 몸에서 나타나는 긍정적인 반응들 즉 병과 싸우는 과정에서 나타나는 명현반응에 대한 두려움도 커져 심리적으로도 올바른 치료가 어려운 상태가 됩니다.

　　지금 우리는 기업과 거대 이익단체가 이끄는 의료의 폐해를 눈앞에서 보고 있습니다. 특히 서양 의학을 바탕으로 의학 분야의 수많은 유관 연구자들이 실험과 논문을 통해 인체에 다양한 영향을 미치는 약이나 물질을 많이 개발하고 있습니다. 그리고 그 결과 급성질환, 외부에서 들어온 세균이나 바이러스에 대항하는 약이 많이 개발되었습니다. 그런데 이 모두를 기업이 주도하고 있어 문제가 생깁니다. 올해보다 내년에 더 많은 매출을 올리지 않아도 되는 기업이 있을까요? 답은 당연히 '아니요.'입니다. 그렇다면 또 다른 문제에 대해서도 답해봅시다. 당뇨 환자를 완치시키는 약을 개발하는 기업이 있을까요? 조금만 생각해보면 이 질문에 대한 답도 '아니요.'입니다. 왜냐하면 어떤 질병을 치료해버리면 그 기업은 망하기 때문입니다. 올해보다 내년에 더 많은 약을 팔아야 하고, 내년보다 후년에 더 많은 매출을 올려야 사는 기업 입장에서는 그렇게 단번에 병을 치료할 수 있는 약을 개발해서는 성장할 수 없습니다. 그래서 기업 중심의 의료는 무조건 해마다 환자를 늘리고, 환자가 더 많은 비용을 지불하는 구조로 갈 수밖에 없습니다. 기업 중심의 의료는 얼핏 환자들에게 더 쉽고, 즐겁고, 덜 괴로운 치료를 해주는 것 같지만 궁극적인 완치는 되지 않고 줄기차게 복용해야 비로소 증상이 안정되는 약들을 해마다 더 많이 만들어낼 수밖에 없습니다. 과연 이러한 비판이 제 개인의 소견에 불과할까요?

명의 중심의 의료는 이와 반대입니다. 일단 환자를 더 빨리 치료하고 건강하게 만들어야 의사 자신이 명의로 이름을 알릴 수 있으니, 거짓으로 환자를 속여 진료할 수 없습니다. 어떤 병이 언제 나을 수 있느냐는 미래에 대한 질문에는 모호하게 답할 수밖에 없지만 실제 이 의사가 치료한 과거의 기록을 보면 많은 환자를 건강하게 해준 임상 사례가 축적되어 있습니다.

또한 명의 중심의 의학은 병명으로 구획하고 획일적인 처방만을 내리는 기업 중심의 의학이 가진 단점을 극복할 수 있습니다. 물론 각 환자의 몸 상태를 면밀히 관찰해 매번 다른 처방을 내리고 결국 한 부위가 아닌 전체를 건강하게 만드는 처방을 찾는 일은 상당히 어렵습니다. 따라서 그 병을 치료하는 데 있어 의사의 실력이 상당히 중요합니다. 또한 어떤 환자에게 맞는 처방을 잘 찾는 사람은 그 환자에게 분명 명의이고, 반대로 아무리 유명하다 한들 자신에게 맞는 처방을 찾아주지 못하는 사람은 명의라고 할 수 없으니, 객관적으로 누구는 명의 또 누구는 명의가 아니라고 선을 그을 수는 없다는 모호함이 있습니다. 하지만 기업 중심의 의학, 획일적인 치료로 한계를 느낀 환자에게는 명의 중심의 의학이 분명 희망이 될 것입니다. 누구나가 획일적인 치료를 받는 것이 아닌 자신에게만 맞는 적방(정확한 처방)을 찾아낼 가능성이 있기 때문입니다.

서양 의학은 환자를 아프지 않게, 고통스럽지 않게 하는 데 주력합니다. 힘들면 통증을 없애고, 문제가 생긴 기관은 제거해버리는 방식으로 치료합니다. 하지만 한의학은 그와 반대입니다. 힘들지만 환자가 병과 싸워 이겨내라고 합니다. 그 과정은 좀 힘들고 불편할 수 있습니다. 하지만 한 번 생각해보십시오. 질병은 의사의 몸속이 아닌 환자의 몸속에 있는 것이기에 그 누구보다도 환자 자신이 노력해야 합니다. 만약 그렇지 않고 돈만 주면 건강을 살 수 있고 누구든 명의를 만나 처방만 잘 받으면 그날부터 건강해진다면 얼마나 불공평한 세상입니까? 학생 스스로 공부하지 않아도 좋은 선생님을 만나면 그냥 성적이 오르고, 좋은 대학에 가고, 훌륭한 사람이 되는 것이 아니듯 질병을 치료할 때에도 환자 스스로 노력해야 합니다. 힘들지만 고통을 감수하고 이겨내야 합니다. 그럼에도 불구하고 병을 치료하는 과정에서 당연히 들어가야 할 노력과 힘든 과정을 인내하지 못하고, 병에 대한 두려운 마음만 크게 키우게 되니 이 역시 부인할 수 없는 전문의 제도의 부작용입니다. 진정으로 자신의 건강에 도움이 되는 것을 알아보지 못하고 바로 눈앞에 놓인 즐거움과 착시적인 것들만을 소개하는 장사꾼들의 말에 현혹되어서는 건강을 찾을 수 없습니다. 그래서 저는 그 누구보다도 우리 모두의 건강을 위해 우리 의료가 명의 중심으로 재편되어야 한다고 주장합니다. 그래야 자신들의 이익에만 눈먼 집단들이 인류 전체의 미래를 부당하게 이끌어가는 일을 막을 수 있습니다.

지금 인간의 이기심이 도를 넘어 심각한 지경에 이르렀습니다. 가끔 우리 인간의 행태가 마치 기생충과도 같다는 생각도 합니다. 인류의 삶의 터전인 지구를 파먹는 것도 모자라서 파괴까지 하고 있으니 말입니다. 마치 너무도 고고한 존재인 것처럼 자신을 포장하고 있지만 그 안을 들여다보면 끝을 알 수 없는 욕심과 생존 본능만 남아 있습니다. 그 결과 우리 자신을 낳고, 키우고, 보호하며, 살아갈 수 있게 해주는 엄마 같은 지구가 돌이킬 수 없을 정도로 병들고 있습니다.

우리 인간이 지구와 공존하는 것을 꿈꾸고, 지구가 인간을 품고 있는 것 자체에 대한 고마움을 알게 되면 비로소 인간의 삶은 더욱 윤택하고 행복해질 것입니다. 화성을 탐사하고 우주로 나아가는 것도 의미가 있겠지만, 가장 앞장서야 할 일은 무엇보다도 지구를 살리는 일입니다. 이를 위해 인간을 이기적으로 만드는 정치인, 교육자, 기업가, 의료인, 종교 지도자 들은 이제 그 역할을 수정해서 올바른 길로 가야 합니다.

저는 의료인인 한의사로서 다시 한 번 우리 의료계, 제약회사, 기업들부터 바뀌어야 한다고 주장합니다. 질병을 공포의 대상으로 만들어, 이를 이용해 인간의 생존력과 면역력을 약화시키는 진료 및 투약 행위는 이제 자제해야 합니다. 의료가 기업의 손에 들어가는 순간 인류는 기업의 통제에 따를 수밖에 없게 될 것이며, 우리 안에 내재되어 있는 생존력 또한 약화되어 결국 멸망의 길을 자초하게 될 것입니다.

앞으로 우리나라에서 한의학이 옳은 길로 가기를 기대하며, 좋은 이념과 철학 속에서 좋은 의료체계가 구축되기를 바라는 마음 간절합니다. 또한 이 책을 통해 드러난 제 부족함과 편협함은 반드시 동료, 후배 들이 개선해주고 채워주리라 믿습니다. 이 모두가 환자를 위한 마음에서 나온 오지랖 넓은 행동이라고 너그러이 이해해주시기를 바랍니다.

마지막으로 오늘날의 제가 있게 해주고 이 글을 쓸 수 있게 지금까지 희생을 감내하며 도와준 아내 김은진과 가족들에게 진심으로 감사하고 사랑한다는 말을 전하고 싶습니다.

진짜
당뇨
가짜
당뇨

© 백지성 2017

2017년 8월 16일 초판 1쇄 인쇄
2017년 8월 23일 초판 1쇄 발행

지은이 | 백지성
발행인 | 이원주
책임편집 | 유화경
책임마케팅 | 조아라

발행처 | (주)시공사
출판등록 | 1989년 5월 10일(제3-248호)

주소 | 서울시 서초구 사임당로 82(우편번호 06641)
전화 | 편집(02)2046-2854 · 마케팅(02)2046-2883
팩스 | 편집 · 마케팅(02)585-1755
홈페이지 | www.sigongsa.com
ISBN 978-89-527-7916-8 03510

이 도서의 국립중앙도서관 출판예정도서목록(CIP)은 서지정보유통지원시스템 홈페이지(http://seoji.nl.go.kr)와 국가자료공동목록시스템(http://www.nl.go.kr/kolisnet)에서 이용하실 수 있습니다.(CIP제어번호: CIP2017018787)